그림으로 배우는
아로마 테라피

Learning
with
Pictures
Aromatherapy

김연주, 고혜정, 김경희,
김귀정, 김영희, 김 윤,
설은경, 송태임, 이성내,
이현화, 임진숙, 정진영,
최정윤, 현경화, 황혜주
지음

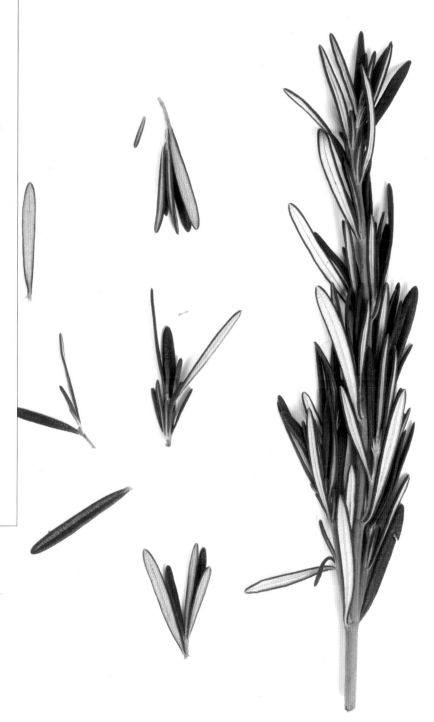

그림으로 배우는
아로마테라피

Learning with Pictures Aromatherapy

첫째판 1쇄 인쇄 | 2014년 8월 01일
첫째판 1쇄 발행 | 2014년 8월 11일
첫째판 2쇄 발행 | 2015년 3월 25일
둘째판 1쇄 발행 | 2018년 8월 10일
둘째판 2쇄 발행 | 2022년 7월 27일

지 은 이 김연주, 고혜정, 김경희, 김귀정, 김영희, 김 윤, 설은경, 송태임,
         이성내, 이현화, 임진숙, 정진영, 최정윤, 현경화, 황혜주
발 행 인 장주연
출 판 기 획 이민영
편집디자인 김영민
표지디자인 김영민
발 행 처 군자출판사(주)
         등록 제 4-139호(1991. 6. 24)
         본사 (10881) 파주출판단지 경기도 파주시 회동길 338(서패동 474-1)
         전화 (031) 943-1888 / 팩스 (031) 943-0209
         홈페이지 | www.koonja.co.kr

ISBN 979-11-5955-340-0

정가 25,000원

집필진

김연주   광주보건대학교
고혜정   수원여자대학교
김경희   경복대학교
김귀정   경북전문대학교
김영희   수성대학교
김 윤   서원대학교
설은경   가톨릭상지대학교
송태임   호남대학교
이성내   경인여자대학교
이현화   창원문성대학교
임진숙   대구보건대학교
정진영   두원공과대학교
최정윤   대원대학교
현경화   서정대학교
황혜주   서울종합예술학교

머리말

스트레스는 각종 질병을 유발하고 만성피로나 통증 등의 원인이 된다는 측면에서 볼 때,
현대인의 건강관리는 스트레스를 해소하는데 있다고 생각된다.
따라서 스트레스를 해소하기 위해 운동이나 명상 등 많은 방법을 이용하기도 한다.
특히 아로마테라피는 "향"을 통해서 우리 신체와 정신 그리고 마음을 동시에 관리할 수
있기 때문에 현대인들의 스트레스 해소 및 관리에 아주 유익한 방법이라 할 수 있다.

이 책은 스트레스와 관련된 건강상의 문제점들을 간단히 설명하고, 아로마테라피를
처음 공부하는 초보자들의 이해를 돕기 위해 집필하였다.
특히 에센셜 오일의 특성에 대하여 아주 상세히 설명함으로써 신체 부위별 에센셜 오일
사용에 유익하도록 하였다.

아로마테라피는 사람들에게 아주 유익한 자연요법이지만 에센셜 오일을 잘못 사용하면
오히려 인체에 해가 되는 경우가 있으므로 책에 명시된 내용을 잘 숙지하여 올바르게
사용하길 바란다.

2018년 8월
저자 일동

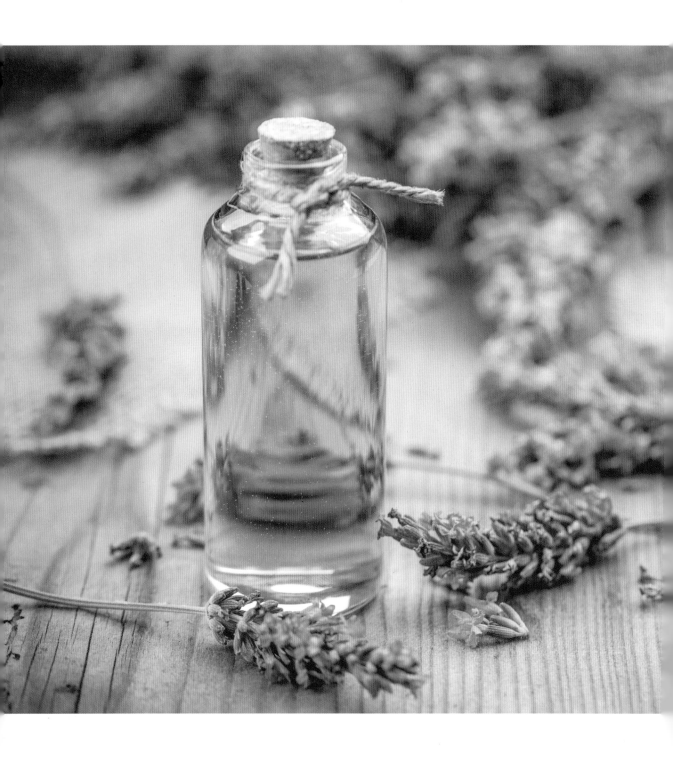

아로마테라피 소개

아로마테라피 의미
아로마테라피 역사
현대의 아로마테라피
의약품
스트레스

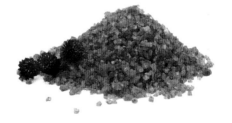

아로마테라피 소개

아로마테라피 의미

아로마테라피(aromatherapy)란 식물에서 추출한 에센셜 오일(essential oil)을 사용하여 신체적, 정신적, 정서적 편안함(well-being)을 추구하는 전인적 관리(holistic treatment)를 말한다.

아로마테라피(aromatherapy) 원리는 에센셜 오일이 우리 몸을 스스로 치유할 수 있도록 면역력을 강화하고, 스트레스 완화를 통해 건강을 유지하고 활력을 촉진하는 것이다.

에센셜 오일(essential oil)은 향을 가지고 있으며, 대부분이 액체로 꽃잎, 과일 껍질, 나뭇가지, 뿌리, 잎, 씨 등 식물의 다양한 부위에서 추출된다.

에센셜 오일의 사용 방법으로는 흡입, 목욕, 습포와 마사지 등을 포함하여 다양하다.

마사지는 신체에 오일을 바르는 가장 우수한 방법이며, 아로마테라피의 잠재적 치유 능력을 극대화시킬 수 있는 매우 좋은 방법이다.

> **TIP**
> 아로마(aroma)는 향기를 뜻하고, 테라피(therapy)는 관리를 뜻하는 단어로 아로마테라피(aromatherapy)는 향기를 이용한 관리이다.

아로마테라피 역사

아로마테라피는 전인적 관리(holistic treatment)이다. 이것이 의미하는 것은 개인의 건강을 향상시킴에 있어서 신체와 정신을 모두 고려하여 접근한다는 것이다.

이는 새로운 개념이 아니며, 그 기원은 5,000년 전의 고대 이집트로 거슬러 올라간다.

이집트

TIP
파라오 시대에는 양귀비 추출물
이 우는 아이를 진정시키는 데
사용되었다.

고대 이집트인들은 아로마테라피의 개척자로 여겨진다. 그들은 방향성 식물에 대해 방대한 지식을 가지고 있었으며, 오일을 화장품과 종교적(향), 의학적 용도 그리고 시신의 장례 목적인 방부 처리용으로도 사용하였다.

모든 에센셜 오일은 방부의 특성을 가지고 있어 신체의 부패 속도를 느리게 하였던 것이다. 3,000년 이상 된 미이라를 열었을 때 미르(myrrh)와 시더우드(cedarwood) 에센셜 오일의 냄새가 여전히 붕대 안에서 배어나오기도 하였다.

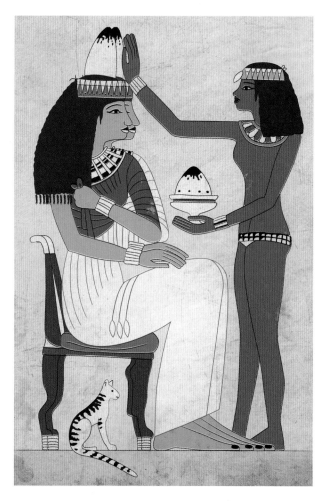

그림 1-1 테베(고대 이집트의 수도)의 벽화로서 하녀가 부유한 이집트 귀족에게 에센셜 오일을 발라 주고 있다.

그리스

고대 그리스인들은 이집트인들로부터 방향성 식물과 오일에 대한 많은 지식들을 얻었다.

그들은 일부 꽃들이 긴장을 해소하고 기분을 좋게 하는 효능이 있다는 것을 발견했다. 그밖에 고대 그리스인들은 올리브 오일을 사용하여 꽃잎이나 허브로부터 향을 흡수하여 이것으로 향유를 만들고 미용과 의료의 용도로 사용하였다. 그리스 병사들은 전쟁터에 나갈 때 상처치유를 위해서 미르를 포함한 연고를 만들어 가지고 가곤 하였다.

의학의 아버지이자 그리스의 물리학자인 히포크라테스는 아테네의 전염병을 없애기 위해 에센셜 오일을 사용하였으며, 프랑킨센스(frankincense), 미르(myrrh), 로즈(roses)와 오피엄(아편, opium)과 같은 식물의 의학적 용도에 대해서 기록하고 있다.

히포크라테스는 건강에 이르는 길이 매일 매일 향기로운 목욕을 하고 향유로 마사지를 받는 것이라고 하였다.

TIP
클레오파트라가 에센셜 오일을 향수로 사용하여 마크 안토니를 유혹했다고 전해지고 있다.

로마

많은 그리스인들은 로마인을 의사로 고용하였으며, 그들이 가지고 있는 에센셜 오일에 대한 지식을 로마인들과 공유하였다.

로마인들은 에센셜 오일을 의료적 목적으로만 사용한 것이 아니라 미용의 목적으로도 사용하였다. 목욕하기 전과 후에 사용하였으며 향수로도 사용하였다.

TIP
13세기 시리아의 다마스커스는 로즈 생산의 주요 지역이었으므로 다마스크 로즈(damask rose)라는 이름이 생겨난 것이다.

중동

아랍의 물리학자인 아비세나(Avicena AD 980~1037)는 식물의 이름과 효능에 대해 연구를 했으며, 그 성과를 책으로 발표했다.

그는 증류법을 통해 식물에서 에센셜 오일을 추출하는 방법을 최초로 고안한 사람이기도 하다. 아비세나는 증류법을 통해서 맨 처음 장미 오일을 추출했다.

중세

14세기부터 17세기까지 유럽은 주기적으로 전염병이 휩쓸어서 큰 재앙이 닥쳤다. 그리하여 향기가 나는 방향성 나무로 길에 모닥불을 피워서 공기를 정화하곤 하였으며, 오렌지(orange)와 클로브(cloves)로 이루어진 향료알(pomander)을 사용하였다. 의사들은 종종 균을 죽이기 위한 방향 허브를 함유하고 있는 마스크를 착용하였는데 일반적인 허브로는 시나몬(cinnamon)과 클로브(cloves)가 사용되었다.

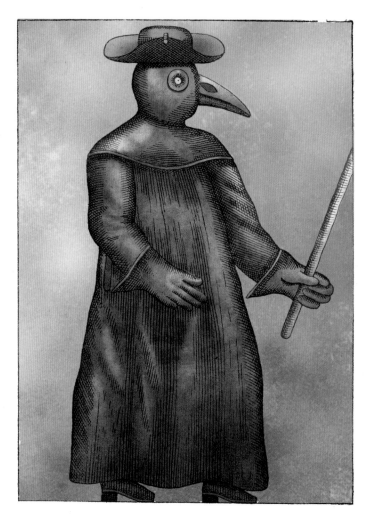

그림 1-2 중세 의사가 항균 마스크를 쓰고 있다.

현대의 아로마테라피

르네모리스 가뜨포세(Rene-Maurice Gattefosse)

르네모리스는 향수 산업을 운영하는 집안에서 자라난 화학자였다. 실험실에서 일하던 중, 손에 화상을 입게 되자 라벤더가 들어 있는 통에 손을 넣게 된다. 그리고 화상 입은 손이 수포나 상처 없이 빠르게 치유되는 것을 발견하게 된다. 그는 많은 에센셜 오일들이 당시 사용되고 있던 화학 성분의 방부제보다 더 우수한 방부제 역할을 한다는 것을 발견하였다.

그의 첫 책이 1928년 "aromatherpie"라는 이름으로 불렸는데, 이는 아로마테라피란 용어가 처음으로 사용된 것으로 오늘날까지 이어지고 있다.

쟝 발넷 박사(Dr Jean Valnet)

1940~1950년에 프랑스 군의 외과의였던 발넷 박사는 2차 세계대전 중에 부상당한 군인들을 치료하기 위해 에센셜 오일을 사용하였다. 그는 후에 정신과 병동에서 정신적으로 문제가 생긴 환자들에게도 에센셜 오일을 사용하여 치료하였다. 그의 유일한 아로마테라피 책은 1964년에 발간되었으며 "The practice of Aromatherapy"란 이름으로 번역되었다.

> **TIP**
> 의사를 방문하는 이들 중 60% 이상이 스트레스와 관련된 것으로 여겨지고 있다.

마거리트 모리 여사(Madame Marguerite Maury)

마거리트 모리 여사는 프랑스 생화학자로 사람들이 에센셜 오일을 약처럼 먹는 것을 별로 원하지 않았다. 그래서 그녀는 에센셜 오일을 외부적으로 사용하였을 때 신체적·정신적으로 미치는 효과에 대하여 연구하였다.

그러한 연구를 통하여 그녀는 에센셜 오일을 희석하고 마사지를 통하여 바르는 방법을 개발하였으며, 1950년대에 영국으로 건너가 아로마테라피 클리닉을 런던에 세우고 뷰티 테라피스트들에게 마사지를 통한 오일 사용법을 가르쳤다.

과제. 1-1

다음의 밑줄 친 부위에 아로마테라피의 역사에 대하여 조사하여 정리해 보세요.

아로마테라피의 역사	설명
이집트(Egyptians)	고대 이집트인은 아로마테라피의 개척자로 방향성 식물에 대한 방대한 지식을 보유하였고, 에센셜 오일을 다양하게 사용하였다.
그리스(Greeks)	고대 그리스인은 이집트인들로부터 방향성 식물과 오일에 대한 지식을 전수받았다. 그리스인은 향유를 만드는 방법을 개발하였고 이것을 미용과 의료용으로 사용하였다.
로마(Romans)	로마인은 그리스인의 의사로 일하면서 에센셜 오일에 대한 지식을 습득했고, 의료 및 미용 목적으로 에센셜 오일을 사용하였다.
중동(Middle East)	아랍인 아비세나에 의해 식물로부터 에센셜 오일을 추출하는 방법을 알아냈다.
중세(Medieval times)	14세기부터 17세기 유럽을 휩쓸던 전염병 확산을 막기 위해 허브를 이용해 공기를 정화하였다. 그리고 항균 효과를 위해 오렌지와 클로브로 만든 향료알을 사용하거나 시나몬과 클로브가 함유된 마스크를 착용하였다.
가뜨포세(Gattefosse)	프랑스에서는 에센셜 오일을 향수 원료로만 사용하다가 가뜨포세가 화상을 입은 우연한 계기로 에센셜 오일의 다양한 치료적 효능을 발견하게 되면서 가뜨포세에 의해 1928년에 '아로마테라피'라는 용어가 처음으로 사용되었다.
발넷 박사(Dr. Valnet)	1940~1950년에 발넷 박사는 전쟁 중에 군인들의 상처 치료를 목적으로 에센셜 오일을 사용하였다. 뿐만 아니라 정신적인 문제가 있는 환자에게도 에센셜 오일을 사용하여 치료하였다.
마담모리(Madame Maury)	에센셜 오일을 희석하여 마사지에 적용할 수 있는 방법을 개발했다.

의약품

현대 의약품의 약 40%는 식물이나 허브로부터 유래한 것이다. 예를 들면 통증을 완화시키기 위한 아스피린은 윌로우(willow) 나무의 껍질에서 추출한 것이고 현재는 인공적으로 만들어지고 있다. 난소암의 치료에 사용되는 항암제인 탁솔(Taxol)은 태평양 주목(pacific yew)에서 추출한 것이다.

디기톡신(Digitoxin)과 디곡신(digoxin)으로 불리는 약은 디기탈리스(foxglove) 나무의 잎에서 추출한다. 이 약은 심장 기능의 촉진제로서 불규칙한 심장박동이나 울혈성 심부전과 같은 심장질환의 치료에 사용된다. 이러한 약들은 심장을 강하게 해 주고 심장의 기능을 좋게 해줌으로써 혈액 순환에 도움을 준다.

스트레스

최근 아로마테라피에 사용되는 에센셜 오일의 항스트레스(anti stress) 효과가 알려지면서 뷰티 산업 뿐만 아니라 동물 치유, 대체요법 등 다양한 분야에서 천연 향을 활용한 방법이 소개되고 있다.

특히 스킨케어에서 고객이 평소 두통으로 힘들어할 때, 두통의 원인이 정신적 스트레스라면 피부 관리실에서는 고객의 긴장을 풀어 주고, 마음을 편하게 해 주는 에센셜 오일을 이용하여 아로마테라피를 시행할 수 있다.

즉 아로마테라피는 병을 치유하는 관리가 아니고 스트레스가 누적되어 나타나는 건강상의 문제를 예방할 수 있는 관리법이다.

스트레스의 개념

스트레스(stress)는 사람들마다 각기 다른 의미로 작용하지만 환경 등 외부에서 오는 자극, 내부에서 생리적으로 발생하는 자극, 불안, 초조, 긴장 등 마음속에서 일어나는 갈등과 걱정, 고민 등 정신적인 자극 등을 말한다.

즉 자극에 대한 긴장감이나 불안을 일으키는 모든 압력을 스트레스(stress)라 한다.

일반적으로 스트레스는 인간에게 해로운 것이라는 부정적인 면을 생각하기 쉽다. 예를 들면 부부간의 사별, 실직, 경제적 어려움, 인간관계의 상실 등을 들 수 있다.

그러나 조깅, 봉사활동 등 의욕적인 도전은 인간의 삶을 도전적으로 만들고 동기를 부여하는 등 긍정적인 면도 있다.

성격(personality)은 사람들이 스트레스를 받았을 때 그 상황을 어떻게 받아들이는가를 결정하는 요인이 된다.

경쟁적이고 야망이 있으며, 기대보다 좋은 성과를 갖는 경우 스트레스를 받기가 쉽다. 왜냐하면 이러한 사람들은 조바심이 많고 급하며 시간관념이 철저하다. 평소 마음이 편하고 차분한 성격의 사람들은 거의 스트레스를 받지 않는다. 매일 일상적으로 반복되는 스트레스는 누구나 대처가 가능하고 대부분 정신적, 신체적 변화 없이 생활할 수 있다.

그러나 만성적으로 스트레스에 노출되면 대부분의 경우 신체적 증상(피로, 두통, 근육통, 근육 경직, 가슴 두근거림, 위장장애 등), 정서적 증상(우울증, 분노, 예민함, 좌절감, 근심, 걱정, 불안, 성급함 등)과 행동적 증상(안절부절, 다리 떨기, 눈물, 과격한 행동, 충동적인 행동 등)이 나타날 수 있으므로 아로마테라피, 요가, 심신 수련 등 자신에게 맞는 방법을 통해 스트레스를 관리함으로써 스트레스와 관련된 건강상의 문제를 예방할 수 있다.

남성과 여성의 경우 스트레스에 대한 반응이 다르다. 여성은 정서적인 자극에 스트레스 반응을 나타내고, 남성은 정신적인 자극에 스트레스 반응을 나타낸다.

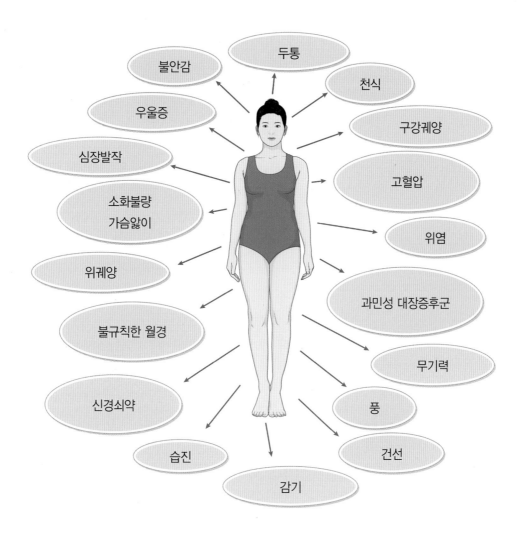

그림 1-3 스트레스와 관련된 건강상의 문제

평소 스트레스로 힘들어하는 사람들에게 다음과 같은 조언을 할 수 있다.

- 보다 단호해져라. – No(아니오)라고 말할 수 있어야 한다.
- 부정적인 생각을 긍정적인 생각으로 전환하도록 한다. 부정적인 생각은 누구에게나 좋지 않다.
- 목표는 성취 가능하고 계량화된 실현 가능성이 있는 것으로 계획한다.
- 메모하는 습관을 기르도록 한다. 메모를 통해 자신을 성찰하고 공포나 불안 등을 마음으로부터 제거할 수 있다.
- 스트레스로 인해 근육이 경직되는 경우 몸과 마음의 긴장을 이완하기 위해서 요가나 명상 같은 정적인 취미 생활을 할 필요가 있다.

스트레스가 많은 사람들은 많이 먹거나 너무 직게 먹는 경향이 있다. 그럴수록 반드시 균형 잡힌 식생활을 해야 하고 스트레스가 많을 때는 음주, 흡연, 카페인 등을 가급적 삼가고 가벼운 운동을 통해 스트레스에 대한 저항력을 기르도록 한다.

과제. 1-2

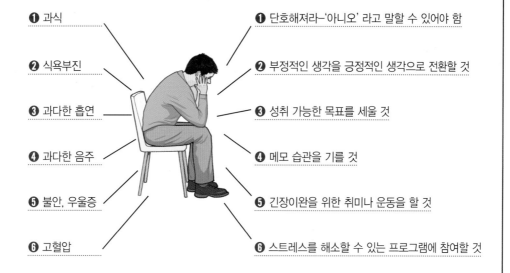

스트레스를 나타내는 지표　　　　　스트레스가 심한 경우에 유용한 조언

❶ 과식

❷ 식욕부진

❸ 과다한 흡연

❹ 과다한 음주

❺ 불안, 우울증

❻ 고혈압

❶ 단호해져라–'아니오' 라고 말할 수 있어야 함

❷ 부정적인 생각을 긍정적인 생각으로 전환할 것

❸ 성취 가능한 목표를 세울 것

❹ 메모 습관을 기를 것

❺ 긴장이완을 위한 취미나 운동을 할 것

❻ 스트레스를 해소할 수 있는 프로그램에 참여할 것

왼쪽 부분은 고객이 스트레스를 겪고 있다는 것을 나타내는 요인들이고,
오른쪽 부분은 스트레스를 겪고 있는 이에게 해줄 수 있는 조언이다.

문제풀이

1. 아로마테라피란 무엇인가?

식물에서 추출한 에센셜 오일을 사용하여 신체적, 감성적 웰빙을 추구하는 전인적 관리이다.

2. 식물로부터 얻어지는 세 가지의 약품은?

① 아스피린: 진통제

② 탁솔: 항암제

③ 디기톡신과 디곡신: 심장약

3. 스트레스의 뜻은?

외적 자극, 내부에서 생리적으로 발생하는 자극, 마음속에서 일어나는 갈등 등을 말한다. 즉 자극에 대한 긴장감이나 불안을 일으키는 모든 형태의 압력을 스트레스라 한다.

4. 스트레스로 인해서 생길 수 있는 영향이나 질병에 대하여 언급하세요.

두통, 우울증, 천식, 심장발작, 고혈압, 위염, 위궤양 등

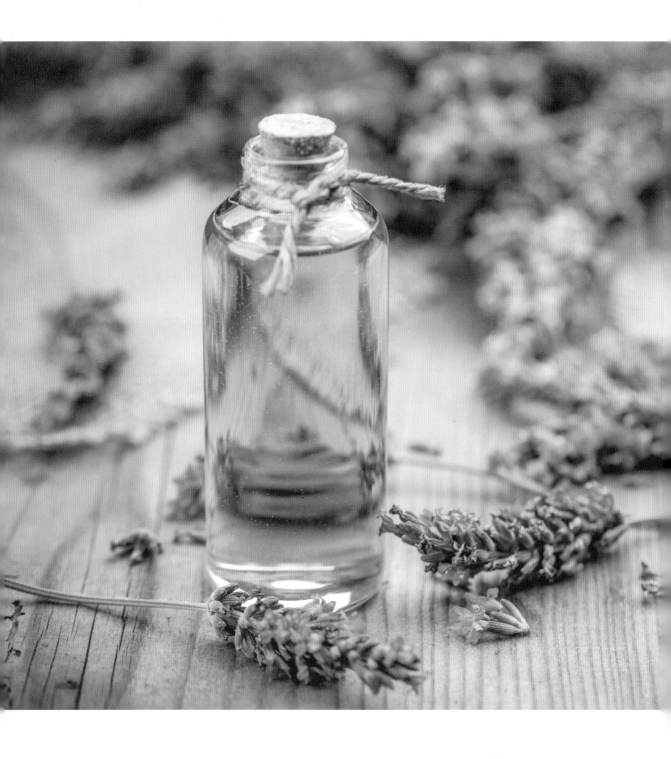

아로마테라피와 안전

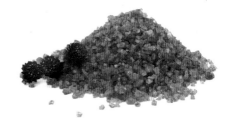

아로마테라피와 안전

에센셜 오일은 오랫동안 향수, 화장품 및 식품 분야에서 원료 및 첨가제로 사용되었기 때문에 인체에 대한 에센셜 오일의 안전성과 민감성에 대한 테스트도 진행되었다.

에센셜 오일은 적절하게 사용하면 매우 안전한 물질이지만 부적절하게 사용할 경우에는 우리 신체에 매우 해로울 수 있다.

에센셜 오일 사용 시 주의 사항

- 에센셜 오일은 가연성이 매우 높으므로 불 가까이에서 사용하는 것은 바람직하지 않다. 만일 에센셜 오일로 인해 화재가 발생했다면 이산화탄소, 거품, 건조한 파우더 혹은 분무액이 들어 있는 소화 기구를 사용한다. 소화기의 사용은 교육받은 내용대로만 사용해야 한다.
- 에센셜 오일은 절대로 먹어서는 안 된다
- 환기가 잘 되는 곳에서 사용해야 한다.
- 흘리거나 엎지른 것은 바로 깨끗이 치워야 한다.
- 만일 고객이 예민하거나 알레르기 피부를 가진 경우라면 오일 사용 전에 반드시 피부 테스트를 하도록 한다.
- 특정한 금기 사항의 완전한 이해를 통해 에센셜 오일을 신중하게 선택하여 사용하여야 한다.
- 고객에게 사용한 에센셜 오일과 그 양에 대해서는 항상 정확하게 기록하도록 한다.

> **TIP**
>
> 미국에는 파인(pine) 나무 숲이 많고, 호주에는 유칼립투스 숲이 있다. 산불이 일어났을 때 나무에 들어 있는 에센셜 오일들이 가연성이므로 산불은 급속도로 번지며 에센셜 오일이 화염 속에서 터지는 작은 폭발도 듣고 볼 수 있다.

에센셜 오일 보관

TIP

대부분의 에센셜 오일은 2년 정도 보존된다. 예외로 감귤계 오일을 들 수 있는데 6개월 정도 보존이 가능하다. 오일이 변질되었는지는 냄새를 맡아보면 알 수 있다.

오일이 산화되는 것과 어린이들에 의해서 오용될 수 있으므로 오일 관리 시 다음과 같은 요인들을 고려해야 한다.

- 오일 분자를 손상시키는 자외선으로부터 보호하기 위해서 어두운 암갈색의 병 안에 보관해야 한다. 대부분의 오일들은 이러한 방법으로 구입이 이루어진다.
- 병은 어둡고, 서늘하며 건조한 곳에 보관해야 하는데 이는 열이 에센셜 오일 분자에 영향을 줄 수 있기 때문이다.
- 어린이들의 손이 닿지 않는 곳에 보관한다.
- 공기 중의 산소와 접촉하여 산화되는 것을 방지하기 위해 병뚜껑은 단단하게 닫아야 한다.

위험한 에센셜 오일

표 2-1의 에센셜 오일은 국제 아로마테라피 협회에서 발간한 자료에 근거한 것이다. 이들은 아로마테라피에서 사용하기에는 위험한 오일들로 간주되고 있다.

표 2-1	모든 아로마테라피에서 사용하면 안 되는 오일
일반명	학명
Bitter almond	Prunus amygdalis, var. amara
Aniseed	Pimpinella anisum
Arnica	Arnica montana
Boldo leaf	Peumus boldus
Calamus	Acorus calamus
Camphor	Cinnamomum camphora

〈계속〉

표 2-1	모든 아로마테라피에서 사용하면 안 되는 오일(계속)
일반명	학명
Cassia	Cinnamomum cassia
Cinnamon bark	Cinnamomum zeylanicum
Costus	Saussures lappa
Elecampane	Inula helenium
Bitter	fennel Foeniculum vulgare
Horseradish	Cochlearia armorica
Jaborandi	leaf Pilocarpus jaborandi
Mugwort (armoise)	Artemosoa vulgaris
Mustard	Brassica nigra
Origanum	Origanum vulgare
Origanum (Spanish)	Thymus capitatus
Pennyroyal (european)	Mentha pulegium
Pennyroyal (North American)	Hedeoma pulegioides
Dwarf pine	Pinus pumilio
Rue	Ruta graveolens
Sage	Salvia officinalis
Sassafras	Sassafrsa albidum
Sassafras	(Brazilian) Ocotea cymbarum
Savin	Juniperus sabina
Savory (summer)	Satureia hortensis
Savory (winter)	Satureia montana
Southernwood	Artemisia abrotanum
Tansy	Tanacetum vulgare
Thuja (cedarleaf)	Thuja occidentalis
Thuja plicata	Thuja plicata

〈계속〉

표 2-1	모든 아로마테라피에서 사용하면 안 되는 오일(계속)
일반명	학명
Wintergreen	Gaultheria procumbens
Wormseed	Chenopodium anthelminticum
Wormwood	Artemisia absinthium

과제. 2-1

다음 중 아로마테라피에 사용하면 안 되는 위험한 오일을 선택하여 빨간색으로 칠하시오.

Wintergreen

Pennyroyal

Tansy

Thuja

Geranium

Sandalwood

Cassia

Bergamot

에센셜 오일과 피부 반응

오일을 사용하는 가장 효과적이면서 보편적인 방법은 마사지를 하는 것이다. 그러나 가끔씩 피부가 특정한 오일에 대해서 부작용을 나타내는 경우가 있다. 에센셜 오일을 피부에 사용하였을 때 나타날 수 있는 부작용에는 감작(민감해짐, sensitisation), 염증(Irritation), 광독성(광예민성, phototoxicity), 그리고 피부 독성(dermal toxicity) 등 4가지가 있다. 구강 독성(Oral toxicity)은 독성이 있는 오일을 먹었을 때와 관련이 있다.

감작(Sensitisation)

에센셜 오일을 피부에 처음 사용했을 때에는 부작용이 없더라도 같은 오일을 지속적으로 장기간 사용 시에 사람에 따라서 특히 예민한 피부를 가진 경우 감작을 유발하기도 한다. 에센셜 오일에 대해 민감한 상태가 되면 가려움, 재채기 혹은 호흡곤란과 같은 심각한 부작용으로 발전하게 된다. 아로마테라피스트는 대부분 위험에 노출되어 있기 때문에 그 중 몇몇은 오일의 장기간 사용으로 인하여 손등에 피부염을 가지고 있다.

한번 민감한 상태에 이른 신체는 그 오일에 대하여 사용량에 상관없이 반응을 나타낸다.

염증(Irritation)

에센셜 오일 같은 물질이 피부와 접촉하는 과정에서 가려움, 발적 혹은 화상 등의 부작용을 일으킨다. 염증 부위에서 염증을 유발한 물질을 제거하면 치유되고 그 물질과 다시 접촉하지 않으면 더 이상의 문제는 발생하지 않는다.

특정의 오일들은 피부를 자극하는 경향이 있으며 잘 희석하여 사용하거나 사용을 피하는 것이 바람직하다. 이러한 오일로는 클로브(clove), 오레가노(oregano), 시나몬 리프(cinnamon leaf) 등이 있다.

> **TIP**
>
> 시나몬 바크(cinnamon bark)나 페퍼민트(peppermint)와 같은 오일을 희석하지 않고 사용할 경우 장기간 접촉을 통해 피부에 화상을 입을 수 있다. 염증이 생기면 에센셜 오일을 희석시키기 위해서 그 부위에 많은 양의 캐리어 오일을 바르는 것이 좋다.

다음의 오일들은 예민한 피부를 자극할 수 있으므로 사용에 주의를 요한다.

> 로즈마리(rosemary), 펜넬(fennel), 파인(pine), 페퍼민트(peppermint), 바질(basil), 레몬그라스(lemongrass), 블랙 페퍼(black papper)

알레르기 테스팅(*Allergy testing*)

에센셜 오일에 대한 알레르기 반응이 일반적이지는 않지만 고객이 특히 예민한 피부인 경우에 피부 테스트를 하는 것이 바람직하다.

- 1방울의 에센셜 오일을 1티스푼의 아몬드 오일에 희석한다.
- 희석한 오일을 귀 뒤, 팔목의 안, 팔의 접히는 부분에 문지른다. 이 부분들은 예민하므로 에센셜 오일에 대한 부작용이 있다면 쉽게 반응이 일어나는 것을 볼 수 있다.
- 고객은 이 부위를 24시간 동안 씻지 않고 노출시켜 둔다.
- 그 부위에 발적, 염증, 가려움과 같은 양성 반응이 나타나는 고객에게는 오일을 사용하지 않는다. 반응이 나타나지 않는다면 오일의 사용은 안전하다.
- 오일을 테스트한 날짜와 오일명을 기록하는 것은 중요하며 양성 반응이 나타났는지, 음성 반응이 나타났는지의 상태도 기록한다. 그리고 고객으로 하여금 그 기록지에 서명하도록 한다.

광독성(광감작으로 알려짐, Phototoxicity)

어떤 에센셜 오일은 피부의 색소 침착을 유발하거나, 자외선이나 태닝 베드에 노출되기 직전에 바를 경우 피부 화상을 일으키기도 한다. 버가못(bergamot)은 버갑텐(bergaptens)과 같은 퓨코마린(furocoumarins)이라는 화학 성분을 함유하고 있어서 광독성이 있다. 퓨코마린은 멜라닌 생성에 관여하는 세포의 DNA를 방해하는 것으로 알려져 있다. DNA는 우리 신체 세포의 염색체 안에서 발견되는 산이다. 염색체는 일련의 DNA 구조로 인간 존재 전체를 만드는데 필요한 모든 정보를 운반한다.

하지만 버가못 FCF (furocoumarin-free oil)라고 불리는 퓨코마린을 제거한 에센셜 오일을 얻을 수도 있으며 이 오일은 광독성이 없다.

다음의 오일들은 광독성을 가지고 있다.

> 레몬(lemon), 라임(lime), 오렌지(orange), 안젤리카 루트(angelica root), 타제트(tagets) 등이다.

피부와 구강 독성(Dermal and oral toxicity)

독성이 의미하는 것은 독이 있는 것으로 어느 정도의 수준에서는 치명적일 수도 있다는 것이다. 아로마테라피에 있어서 독성의 정도는 오일을 사용하는 방법에 따라 결정되며, 독성은 피부 독성이거나 구강 독성으로 구분된다.

피부 독성은 피부로 흡수되었을 경우 물질의 독성 정도를 나타내며, 에센셜 오일을 먹었을 때는 더 큰 위험이 발생한다. 섭취량이 많을수록 위험도 높아진다.

급성 독성과 만성 독성

독성에는 급성과 만성 2종류가 있다.

급성 독성은 독성이 있는 에센셜 오일을 짧은 시간 사용했을 때 발생한다. 일반적으로 1회 사용으로 죽음에 이르는 경우가 이에 해당된다. 에센셜 오일은 치명적인 양보다 적게 사용하여도 간이나 신장에 손상을 가져올 수 있다.

만성 독성은 독성이 있는 에센셜 오일을 장기간 사용했을 경우로 심각한 건강상의 문제를 야기할 수 있다.

에센셜 오일의 독성으로 인한 피해 사례에 대하여 많은 기록들이 있다. 사례의 대부분은 많은 양의 에센셜 오일을 먹었을 때 발생하였다. 다음의 오일들은 독성의 사례에 자주 나타나는 오일들이다.

·캄포 – camphor
·시나몬 – cinnamon
·시트로넬라 – citronella
·클로브 – clove
·유칼립투스 – eucalyptus
·히솝 – hyssop
·너트멕 – nutmeg
·파슬리 – parsley

·페니로얄 – pennyroyal
·세이지 – sage
·튜자 – thuja
·사사프라스 – sassafras
·윈터그린 – wintergreen
·웜우드 – wormwood
·웜시드 – wormseed

과제. 2-2

다음의 피부 반응에 대하여 간단히 설명하고 이러한 반응을 일으키는 오일에 대해서
도 언급하시오.

피부 반응	설명
감작(Sensitisation)	에센셜 오일을 장기간 사용했을 때 나타날 수 있는 부작용으로 피부가 예민한 경우 나타날 가능성이 높다.
염증(Irritation)	에센셜 오일과 같은 물질이 피부에 접촉하는 과정에서 가려움, 발적, 혹은 화상 등의 부작용을 일으키는 것을 말한다.
광독성(Phototoxicity)	광독성 성분이 함유된 에센셜 오일(버가못, 레몬, 라임, 오렌지, 안젤리카루트, 타제트 등)을 피부에 바르고 자외선에 노출되었을 때 발생하는 조직 손상을 말한다.
피부 독성(Dermal toxicity)	아로마테라피에서 에센셜 오일을 희석하지 않거나 에센셜 오일이 많이 함유된 것을 피부에 사용할 경우 피부에 흡수되어 독성을 나타낸다.

과용(Overdosage)

많은 오일을 사용하여도 외용할 경우에는 별로 위험하지 않다. 우리 신체는 땀이나 호흡 그리고 소변으로 오일이 배출되기 때문이다. 알레르기 경향이 있는 피부에 많은 양의 오일을 사용할 경우에는 염증의 위험이 있다. 향이 진한 오일을 과다 사용할 경우에는 고객이나 아로마테라피스트 모두 두통이나 구토를 일으킬 수 있다. 그러므로 트리트먼트룸에는 반드시 환기가 잘 되도록 한다.

간질(Epilepsy)

어떤 오일은 간질 발작을 야기하는 것으로 알려져 있는데, 이러한 오일은 간질을 앓고 있는 사람들에게 사용해서는 안 된다. 로즈마리(rosemary), 펜넬(fennel), 히솝(hyssop), 세이지(sage) 등이 이 오일에 속한다.

임신 중 오일 사용

임신 기간에 에센셜 오일을 사용하는 것에 대해 안전성에 대한 논란이 많다. 특히, 임신 초기에는 유산의 위험이 높기 때문에 임신 3개월까지는 아로마테라피 트리트먼트를 하지 않는 것이 바람직하다.

임신 중에 에센셜 오일을 사용할 경우 다음과 같은 우려가 있다.

- 몇몇 에센셜 오일은 유산을 일으킨다.
- 몇몇 에센셜 오일은 호르몬에 영향을 주는 성분을 함유하고 있어서 에스트로겐과 프로게스테론의 밸런스에 영향을 줄 수 있다.
- 몇몇 에센셜 오일은 태아의 성장을 방해할 수 있다.

그러므로 임신 3개월까지는 에센셜 오일의 선택에 신중을 기해야 하며 아로마테라피스트는 출산 후에도 산모가 수유하는 동안에는 아기에게 영향을 미칠 수 있다는 것을 염두에 두어야 한다.

TIP

만다린은 임신 3개월 후에 사용하는 안전하고 일반적인 오일이다.

표 2-2	임신 3개월 후에 사용하는 오일
Geranium	Mandarin
Grapefruit	Orange
Ylang-ylang	Bergamot
Petitgrain	Lemon
Frankincense	Sandalwood
Patchouli	Ginger
Chamomile	Pine
Rose otto	Lavender
Neroli	

생리 촉진 오일

월경을 촉진하는 오일은 생리를 가져온다. 임신 중에는 생리를 촉진하는 오일을 사용해서는 안 된다. 이러한 오일로는 시더우드(cedarwood), 클라리 세이지(clary sage), 재스민(jasmine), 쥬니퍼(juniper), 마조람(majoram), 미르(myrrh), 페퍼민트(peppermint), 로즈마리(rosemary) 등이 있다.

유산을 유발하는 오일

외용으로 에센셜 오일을 사용했을 때 유산의 위험이 있다는 것에 대해서는 사실을 입증할 근거가 전혀 없다. 유산이나 죽음과 관련된 사례는 모두가 에센셜 오일을 먹었을 경우이다. 유산을 유발한다고 알려진 오일은 아로마테라피스트가 사용하지 않는다.

에스트로겐 촉진

여성호르몬 에스토로겐 분비를 촉진하는 오일인 애니시드(ani-seed), 펜넬(fennel), 바질(basil)의 사용은 피하는 것이 최선이다.

임신한 고객 관리의 주의 사항

- 유산이나 출혈 경험 혹은 기타 이유로 인하여 10개월 동안 안전한 상 태를 유지할 수 없는 임산부에게는 트리트먼트를 하지 않는다.
- 사용 시에는 일반적인 성인의 사용 희석 비율의 반 정도로 사용한다. 즉 5ml의 캐리어 오일에 에센셜 오일 1방울을 첨가한다.

> **TIP**
> 임신 기간에는 피부를 통한 흡수가 잘되기 때문에 종종 예민해지기도 한다.

임신을 하면 호르몬 변화로 피부가 예민해지는 임산부도 있다. 이럴 경우 임신 3개월이 지난 후, 임산부들이 사용하기에 안전한 오일을 선택하여 일반 인 대상의 희석 농도보다 반 정도 더 희석하여(예: 일반인 1%, 임산부 0.5%) 사용한다.

과제. 2-3

임신 3개월 이후 사용 가능한 에센셜 오일 명을 다음의 빈칸에 써넣으시오.

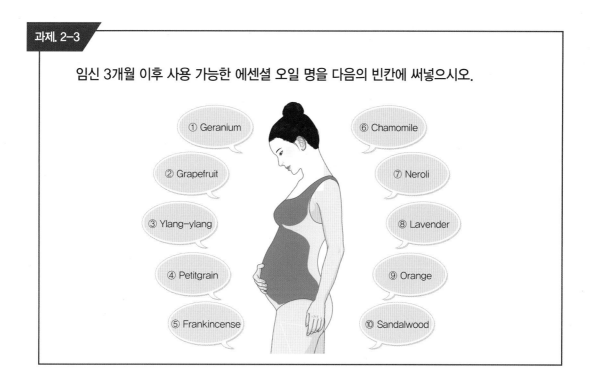

① Geranium
② Grapefruit
③ Ylang-ylang
④ Petitgrain
⑤ Frankincense
⑥ Chamomile
⑦ Neroli
⑧ Lavender
⑨ Orange
⑩ Sandalwood

어린이와 노인들을 위한 오일 사용

에센셜 오일은 어린이와 노인들에게도 안전하게 사용될 수 있지만 여전히 주의가 필요하다. 희석의 농도는 성인의 반 정도로 낮춰야 하므로 마사지 시 캐리어 오일 5ml에 1방울의 에센셜 오일을 희석한다. 목욕할 경우에는 최대 에센셜 오일 4방울을 10ml의 캐리어 오일에 희석하여 사용한다.

에센셜 오일로 인한 사고

- 모든 에센셜 오일은 희석이 되었더라도 눈에 들어가면 자극이 된다. 이런 일이 발생하면 깨끗한 물로 헹구어 낸다.
- 만일 에센셜 오일이 원액 그대로 눈에 들어가면 지방이 든 우유나 따뜻한 물로 헹군다.
- 에센셜 오일을 모르고 마신 경우에는 즉시 구급차를 부르도록 한다.

1. 에센셜 오일을 보관할 때 고려해야 할 3가지 요소는 무엇인가?

① 자외선　　　② 열　　　③ 산소

2. 에센셜 오일을 사용할 때 주의 사항을 5가지 나열하시오.

① 불 가까이에서 사용하지 않을 것

② 내복하지 말 것(먹지 말 것)

③ 환기가 잘 되는 곳에서 사용할 것

④ 고객의 피부가 예민하거나 알레르기가 있는 경우 피부 테스트를 할 것

⑤ 특정 금기 사항과 에센셜 오일 사용에 대해 완전히 이해할 것

3. 아로마테라피에 사용하기에 위험한 에센셜 오일 5가지는?

① Bitter almond　　　② Camphor　　　③ Sage

④ Bitter fennel　　　⑤ Cinnamon bark

4. 에센셜 오일을 피부에 사용할 경우 일어날 수 있는 부작용 4가지는 무엇인가?

① 감작

② 염증

③ 광독성

④ 피부 독성

5. 알레르기 테스트를 하는 이유와 방법에 대하여 설명하시오.

① 알레르기 테스트를 하는 이유

– 예민한 피부의 경우 피부 자극이나 알레르기를 예방하기 위해서

② 알레르기 테스트 방법

– 1방울의 에센셜 오일을 1티스푼의 아몬드 오일에 희석한다

– 희석한 오일을 귀 뒤, 팔목의 안, 팔의 접히는 부분에 바른다

– 오일을 바른 부위에 발적, 염증, 가려움과 같은 양성 반응이 나타나면

오일을 사용하지 않고, 반응이 나타나지 않으면 안전하므로 사용 가능하다

6. 과다 사용의 의미는 무엇인가?

피부를 자극하거나 구토, 두통 등을 유발할 수 있다

7. 에센셜 오일을 사용함에 있어서 임신과 안전에 대하여 설명하시오.

일부 에센셜 오일은 여성호르몬에 영향을 주는 성분을 함유하고 있어 태아의 성장을 방해할 수 있다.

8. 어린이나 노인들에게 적합하다고 추천할 수 있는 에센셜 오일의 희석 정도는?

① 마사지를 할 경우 캐리어 오일 5ml에 에센셜 오일 1방울

② 목욕을 할 경우 캐리어 오일 10ml에 에센셜 오일 4방울

9. 캐리어 오일에 희석된 에센셜 오일이 실수로 눈에 들어갔을 때 어떻게 해야
하는가?

① 깨끗한 물로 헹구어 낸다.

② 원액이 들어갔을 경우 따뜻한 물이나 우유로 헹구어 낸다.

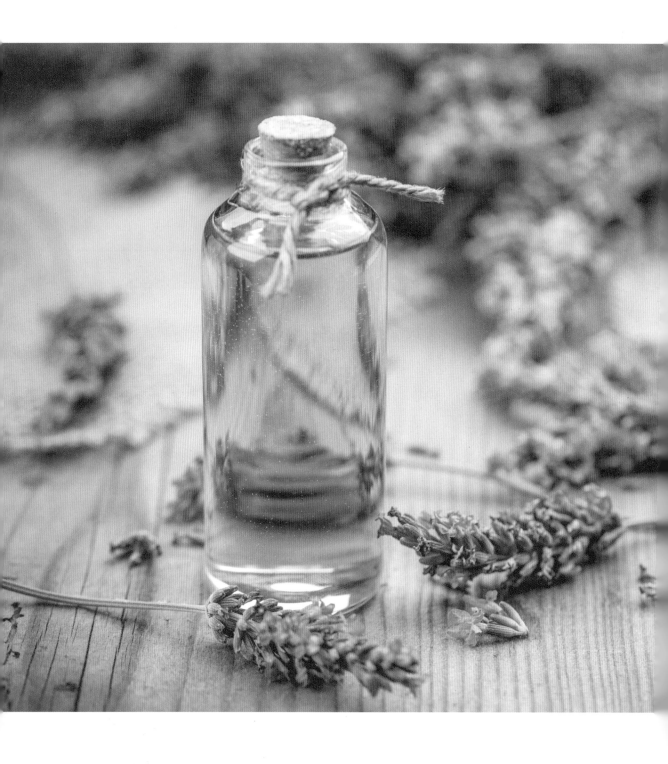

CHAPTER 3

에센셜 오일 사용

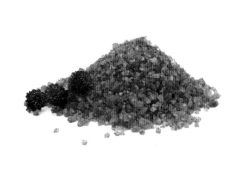

CHAPTER 3 에센셜 오일 사용

오일을 사용하는 방법

아로마테라피에서 에센셜 오일을 사용하는 방법은 흡입, 확산, 목욕(반신욕), 습포(냉·온습포), 원액 사용, 마사지 그리고 화장품과 혼합하여 사용하는 방법 등이 있다. 이 중 고객의 상태를 파악하여 가장 효과적인 방법을 선택하도록 한다.

흡입법(Inhalation)

에센셜 오일의 흡입은 호흡계와 감성적인 상태에 매우 효과적이다. 2방울의 에센셜 오일을 찬물이 담긴 볼에 떨어뜨린다. 이는 냉흡입법으로 부드러운 치료적 효과를 위해 사용하는 사람으로부터 약간 떨어진 곳에 둔다.

증기 흡입은 전통적으로 코나 기관지의 감염과 응혈을 완화시키는 목적으로 사용된다.

증기 흡입을 위한 트리트먼트 계획

- 비금속의 대야에 끓는 물을 붓는다.
- 고객으로 하여금 증기가 날아가지 못하도록 수건을 머리에 덮어 쓴 상태로 대야에 얼굴을 갖다 대도록 한다. 얼굴을 데지 않을 정도로 대야와 얼굴 간에 적당한 거리를 둔다.
- 선택한 에센셜 오일 3방울을 떨어뜨리고 고객이 눈을 감은 상태에서 트리트먼트를 받도록 한다.
- 고객으로 하여금 증기를 천천히 3번 흡입하게 한 후, 잠시 쉬고 다시 흡입을 반복한다. 이 방법은 매일 3번씩 사용하여 3일까지 사용할 수 있다.

확산법(Vaporisers)

에센셜 오일은 온도가 올라가면 증발하여 향을 발생시킨다. 가장 대중적인 방법은 버너를 사용하는 것이다.

버너

버너 안쪽에 초를 넣고 상단 부위의 오목한 부분에 에센셜 오일과 약간의 물을 붓는다. 초에 의해 열이 발생하면서 물과 오일이 증발되어 향이 공기 중으로 확산된다.

목욕법(Baths)

고객으로 하여금 목욕할 때 에센셜 오일 사용을 권할 수 있다. 에센셜 오일은 물에 잘 녹지 않는다. 그러므로 우유에 녹여서 사용할 수 있고, 보드카 같은 알코올도 에센셜 오일을 녹일 수 있는 용매로 사용할 수 있다.

4~6방울의 에센셜 오일을 우유나 알코올에 섞은 후 욕조에 넣어서 사용한다.

습포(Compresses)

관절이 경직된 경우처럼 부드러운 열이 필요한 부위에 습포를 사용할 수 있다. 하지만 만일 부종이 있다면 사용해서 안 된다.

냉습포는 염증으로 인해 부어 있는 경우에 염증을 줄이기 위하여 사용할 수 있다. 온습포 또는 냉습포 사용 시 온도를 일정하게 유지하는 것이 중요하다.

습포 사용을 위한 트리트먼트 계획

- 선택한 에센셜 오일을 알코올이나 그레이프시드 같은 식물성 오일에 혼합한다.
- 트리트먼트에 따라서 뜨거운 물이나 차가운 물에 오일을 떨어뜨린다.
- 수건이나 부직포를 물에 적신다.
- 온습포를 사용할 경우 온도를 유지하기 위해서 따뜻한 수건을 이용해

서 열을 차단한다. 냉습포인 경우 얼음 등을 이용해서 온도를 유지하
도록 한다.

• 고객이 습포의 온도가 달라졌다고 하면 제거한다.

에센셜 오일의 원액 사용(neat application)

에센셜 오일을 희석하지 않은 상태로 피부에 바르면 피부 자극이 심
하기 때문에 일반적으로 캐리어 오일과 혼합하여 사용한다. 하지만 몇
몇 예외적인 오일도 있다. 라벤더는 화상이나 베인 곳 그리고 벌레에 물렸
을 때 피부에 직접 바를 수 있다. 감기나 열 때문에 입 언저리에 생기는 발진
의 경우나 부스럼(염증)에는 티트리 오일, 사마귀에는 레몬 오일을 사용할 수
있다.

오일 복용(lungestion of oils)

에센셜 오일은 위점막을 손상시키거나 위를 자극할 수 있고 독성이 있을
수 있으므로 복용해서는 안 된다. 프랑스에서는 에센셜 오일의 복용 여부를
의사만이 처방할 수 있다. 에센셜 오일을 복용할 경우 캡슐에 오일을 첨가하
여 체내로 안전하게 전달한다.

마사지(Massage)

마사지는 에센셜 오일을 사용하는 가장 우수한 방법이다. 고객은 에센셜
오일의 치료적 효과만이 아니라 마사지 자체가 갖는 매우 긍정적인 효과를 동
시에 접할 수 있다.

에센셜 오일을 베이스 오일이라고도 불리는 캐리어 오일에 희석하여 사
용한다. 마사지는 매우 부드럽게 긴장을 이완시키며 에센셜 오일의 신체 흡수
를 도와준다.

> **TIP**
> 기억할 것은 아로마테라피 마사
> 지를 할 때 에센셜 오일의 흡입
> 도 같이 이루어진다는 점이다.

과제. 3-1

에센셜 오일 사용 방법에 대해 설명하시오.

사용 방법	설명
흡입(Inhalation)	냉흡입: 찬물에 에센셜 오일 2방울을 혼합한 후 사용자 가까운 곳에 두고 에센셜 오일이 공기 중에 확산되도록 한다.
	증기 흡입: 끓는 물에 에센셜 오일 3방울을 넣고 수건을 머리에 덮어 쓴 상태에서 흡입한다.
버너(Burner)	버너 안쪽에 초를 넣고 상단 부위 오목한 부분에 에센셜 오일과 물을 혼합한다.
목욕(Bath)	에센셜 오일 4~6방울을 우유나 알코올에 섞어 욕조에 떨어뜨린다.
습포(Compress)	냉습포: 알코올이나 식물성 오일과 혼합한 에센셜 오일을 찬물에 넣고 습포를 한다.
	온습포: 알코올이나 식물성 오일과 혼합한 에센셜 오일을 따뜻한 물에 넣고 습포를 한다.
원액 사용(Neat application)	캐리어 오일에 에센셜 오일을 희석하지 않고 피부에 바로 바르는 방법으로 라벤더, 티트리, 레몬 세 종류를 사용할 수 있다.
오일 복용(Ingestion of oils)	에센셜 오일을 구강을 통해 복용하는 방법으로 캡슐에 에센셜 오일을 첨가하여 체내로 안전하게 전달한다.
마사지(Massage)	에센셜 오일을 사용하는 가장 우수한 방법으로 에센셜 오일을 베이스 오일(캐리어 오일)에 희석하여 사용한다.

에센셜 오일 분자가 신체로 유입되는 경로

에센셜 오일의 사용에 있어 마사지 등을 통하여 외부적으로 적용할 때 신체 내 혈액의 흐름까지 가는 데는 2가지 방법이 있다. 첫 번째는 폐포(alveoli)의 공기주머니로 흡수되는 것이고, 두 번째는 피부를 통한 흡수이다.

폐를 통한 흡수

에센셜 오일 분자를 흡입하면 오일 분자가 폐에 도달하게 되고 폐포 (alveoli)라는 작은 공기주머니를 통과하여 모세혈관까지 가게 된다. 임상적 자료에 의하면 에센셜 오일 구성 성분이 흡입 후 몇 분 내에 적은 양이지만 혈액에서 감지되었다. 에센셜 오일 분자가 혈액의 흐름을 따라서 우리 몸속을 여행하면서 치유 효과를 나타내는 것이다. 이 분자들은 나중에 땀이나 피부를 통해서 배출되거나 소변이나 대변, 호흡을 통해서 몸 밖으로 배출된다.

에센셜 오일 같은 물질들은 방향성 기체 분자를 방출한다. 이러한 분자들은 흡입을 통하여 코에 도달하게 되고 비강의 촉촉한 점막으로 이루어진 윗부분에 닿으면서 녹게 된다. 이 기체 분자들은 섬모에 닿게 되고 신경충격을 자극하여 신경돌기를 따라 여행하면서 두개골을 통과하여 후각기관에 도달한다. 후각기관에서 나온 신경은 신경충격을 뇌에 전달하게 된다. 뇌의 변연계 (limbic system)는 후각기관에서 전해진 냄새 같은 정보를 해석하고 우리는 이에 대해서 알아차리는 것이다. 림빅 시스템은 통증, 분노, 기쁨이나 애정, 기억과 같은 감성들에 대하여 다루기도 한다. 그러므로 냄새를 맡는 경우 각각 다른 감성적 반응을 보이거나 기억의 흐름에 연결될 수 있는 것이다.

> **TIP**
> 당신의 고객을 위해 블렌딩한 오일의 냄새를 고객이 좋아해야 하는 것은 필수이다.

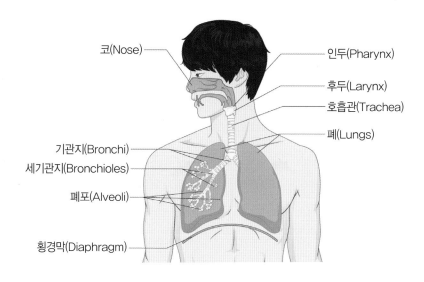

코(Nose)
인두(Pharynx)
후두(Larynx)
호흡관(Trachea)
폐(Lungs)
기관지(Bronchi)
세기관지(Bronchioles)
폐포(Alveoli)
횡경막(Diaphragm)

그림 3-1 호흡계

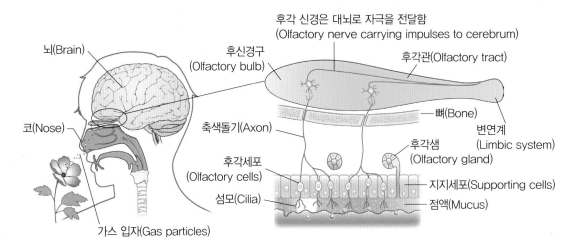

그림 3-2 후각 신경계

피부를 통한 흡수

에센셜 오일은 휘발성이면서 입자가 매우 미세하여 마사지를 하는 동안 피부를 통해 체내로 쉽게 흡수된다. 피부를 투과하는 경로는 피부 부속 기관인 피지선, 한선 그리고 피부 세포 사이(intercellular)를 통과한다.

체내로 흡수된 에센셜 오일은 진피층 혈액의 흐름을 따르거나 림프나 조직액을 따라서 움직이면서 치유 효과를 나타낸다.

에센셜 오일은 각기 다른 비율로 피부로 흡수되어 혈액으로 유입되기까지는 90분 정도의 시간이 소요된다. 피부는 마사지를 하거나 온도가 올라가면 에센셜 오일의 흡수가 증가하게 된다.

연구에 의하면 피넛 오일(peanut oil)에 라벤더 오일(lavender oil)을 희석하여 위 부위를 마사지 한 결과 라벤더의 화학 성분이 20분 후에 혈액에서 발견되었다. 90분 후에는 대부분의 라벤더 오일이 혈액에서 사라졌다. 에센셜 오일 분자가 어떻게 신체로 흡수되어서 우리의 신체와 마음에 영향을 미치는지에 관한 연구는 계속 진행되고 있다.

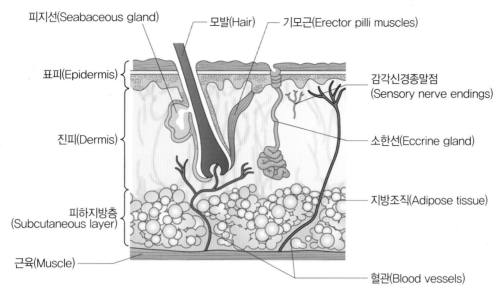

피지선(Seabaceous gland)　　모발(Hair)　　기모근(Erector pilli muscles)

표피(Epidermis)

감각신경종말점
(Sensory nerve endings)

진피(Dermis)

소한선(Eccrine gland)

피하지방층
(Subcutaneous layer)

지방조직(Adipose tissue)

근육(Muscle)

혈관(Blood vessels)

그림 3-3 피부의 구조

피부와 모발 관리

아로마 전문가(aromatherapist)는 피부 유형(skin type)에 대한 지식이 있어야 피부 유형에 적합한 에센셜 오일을 선택할 수 있다.

피부 타입

피부 타입은 사람에 따라서 다르며 정상, 건성, 지성, 복합성, 민감성, 수분 부족, 노화 피부로 구분될 수 있다. 에센셜 오일은 각각 다른 피부 타입에 따라서 선택할 수 있다.

정상 피부(Normal)

정상 피부는 유·수분이 균형을 이뤄 번들거리거나 건조하지 않은 건강한 피부이다. 이 피부 타입은 피부결이 곱고 모공이 미세하며 탄력이 있고 견고하다.

건성 피부(Dry)

건성 피부는 매우 얇고 섬세하며, 코와 뺨 주변에 모세혈관이 확장되어 있다. 피부는 건조해 보이고 느끼기에도 그렇다. 왜냐하면 피지 생성이 많지 않아서 수분이 부족하기 때문이다. 이러한 피부 타입은 세안 후 피부가 당기고 각질이 일어나기 쉽다. 피부의 얼룩이나 코메돈(블랙헤드)은 없고 모공도 거의 보이지 않는다. 이러한 피부 타입은 조기 노화하는 경향이 있고 특히 눈 주위와 입, 목에 주름이 지기 쉽다 .

지성 피부(Oily)

지성 피부는 번들거리고 약간은 노란빛을 띄는데 이는 피지 분비가 많아서 생기는 현상이다. 이 피부는 거칠고 두꺼우며 유분감이 많이 느껴진다. 모공이 커진 것도 볼 수 있다. 이는 피지가 지나치게 많이 생성되고 피지가 쌓여서 생기는 현상이다. 지성 피부는 박테리아에 감염되기도 쉽고 상처 자국을 남길 수도 있다. 모공이 막혀 코메돈을 형성하기도 한다. 지성 피부는 피지가 자외선을 흡수하여 노화가 서서히 진행된다. 또한 피지는 피부의 수분 상태를 유지해 주고 건조해지는 것을 방지한다.

복합성 피부(Combination)

복합성 피부는 부분적으로 건조하거나 정상 또는 지성인 부위가 있다. 일반적으로 이마, 코 그리고 턱 부위는 지성으로 T존이라고 하며, 눈 주위나 볼 부위는 일반적으로 건조하고 예민하다.

민감성 피부(Sensitive)

민감성 피부는 건조하고 투명해 보이고 외부 자극에 의해 쉽게 붉어진다. 특히 볼 부위에 모세혈관이 확장되어 얼굴에 붉은 빛을 띠게 되는데 이를 쿠퍼로즈 피부라고 한다. 유전적인 요소가 이 피부의 원인 중 하나라고 할 수 있다. 특정한 성분들은 민감한 피부를 자극할 수 있으므로 민감성 피부에 적합한 화장품을 선택할 때는 주의해야 한다. 흰 피부가 화장품에 예민하다면 붉게 나타나지만 검은 피부의 경우는 검게 나타난다.

수분 부족 피부(Dehydrated)

수분 부족 피부는 각질층에 함유된 수분의 유지가 잘 되지 않아 나타나는 현상이다. 원인으로는 세안제, 자외선 노출, 건조한 환경 등 다양하다.

보통 탈수된 피부라고도 칭하는 이 피부는 각질층 지질과 유분(피지)이 정상적으로 생성 및 유지되어야 수분 부족 현상을 해결할 수 있다.

노화 성숙 피부(Mature)

노화 성숙 피부는 피지와 한선의 분비 감소로 인해 피부가 건조한 타입이다. 피부가 얇아지면서 주름이 나타난다. 특히 코와 뺨 부위에 모세혈관의 확장이 나타난다. 지방, 콜라겐과 같은 결합조직의 감소로 인해 피부의 뼈가 드러나 보인다. 근육의 톤이 떨어지면서 얼굴의 윤곽이 흐려지고 늘어지게 된다.

혈액 순환의 저하로 인해 노폐물의 배출이 느려지면서 피부색이 창백해지며 붓고 푸석푸석해진다. 간반(기미)이 얼굴과 손에 나타난다. 이러한 피부 타입의 원인은 노화와 호르몬의 변화이다.

피부 타입별로 특징을 2가지씩 설명하시오.

피부 타입	특징
건성(Dry)	피부가 얇고 섬세하다. 피지 생성이 적어 건조하다.
지성(Oily)	피지 분비가 많아 번들거린다. 피부가 거칠고 두꺼우며 모공이 확장되어 있다.
복합성(Combination)	T존은 지성이다. 눈 주위, 볼 부위는 건조하다.
민감성(Sensitive)	건조하고 투명하며 피부를 터치(자극)했을 때 쉽게 붉어진다. 볼 부위에 모세혈관이 확장되고 붉은빛을 띤다.
수분 부족(Dehydrated)	수분이 부족하여 건조한 피부로 일명 탈수된 피부라고 한다. 건조한 환경, 자외선 등이 원인이다.
성숙(Mature)	피지선, 한선의 기능 저하로 피부가 건조하다. 노화 현상으로 인해 피부가 얇아지고 주름이 나타난다.

아로마테라피를 활용한 피부 관리

아로마테라피를 활용한 피부 관리는 클렌징(cleansing), 토닝(tonning), 보습(moisturise)으로 이루어진다. 에센셜 오일은 피부 타입에 따라 적합한 종류를 선택한다.

클렌저(*Cleansers*)

클렌저는 노폐물, 메이크업 그리고 피부에 지나치게 분비된 피지 제거를 도와준다.

에센셜 오일은 향이 나지 않는 순수한 클렌저에 넣어서 사용할 수 있다.

냉압축으로 추출한 호호바 오일은 피지와 성분이 비슷하여 지성 및 건성 피부의 클렌저로도 사용할 수 있다.

토너(Toners)

토너는 모든 클렌저의 여분을 지우는데 사용되며, 부드러운 수렴제 역할을 한다(피부 조직을 단단하게). 로즈 워터나 오렌지 워터 같은 플라워 워터를 토너처럼 사용할 수 있다. 면 패드에 적셔서 부드럽게 얼굴을 닦아 낼 수 있다.

모이스처라이저(Moisturisers)

모이스처라이저는 피부 표면의 보습 상태를 유지하는 로션이나 크림을 말한다.

모이스처라이저는 다음과 같은 이유로 피부에 효과적이다.

> ·피부의 막을 형성하여 수분 증발을 막아 준다.
> ·피부를 부드럽게 하여 피부가 매끄럽다.
> ·피부막으로 작용하여 더러움이나 오염 물질로부터 피부를 보호한다.

마스크(Masks)

클레이 마스크는 천연 흙 성분을 포함하여 피부로부터 더러움이나 먼지를 흡착한다. 마스크는 얼굴과 목 부위에 얇게 펴 바른다. 마스크의 효과는 사용된 성분과 피부에 도포된 시간에 따라서 결정된다.

표 3-1	클레이 마스크와 효능
클레이 마스크	작용
카라민(Calamin) ; 분홍 파우더	피부를 진정시키며 부드럽게 만드는 효과, 예민한 피부에 사용된다.
마그네슘 카보네이트 (Magnesium Carbonate) ; 흰 파우더	피부에 부드럽게 작용하여 모공 수축, 피부 유연 효과가 있다. 정상이나 건성 피부에 효과적이다. 건조하면서 예민한 경우에는 카라민과 혼합하여 사용할 수 있다
카오링(kaolin) ; 흰 파우더	딥 클렌징 효과가 있으며, 피부로부터 노폐물 제거의 효과가 있다. 혈액 순환과 림프 순환의 작용이 있으며, 울혈되고 지성 피부에 효과적이다(부스럼이나 블랙헤드).
플러어스(Fuller's earth) ; 회색 혹은 그린 파우더	딥 클렌징 효과가 있으며, 혈액 순환을 자극한다. 예민한 피부에는 적합하지 않으나, 지성이나 울혈된 피부에는 적합하다.

클레이 마스크는 플라워 워터와 같이 적당한 윤활제와 혼합하여 페이스트 형태로 만들어서 사용한다.

건성 피부에는 로즈 워터를 사용하며, 지성 피부에는 위치 하젤(witch hazel)을, 예민한 피부에는 식물성 오일을 사용한다. 피부 타입에 알맞은 에센셜 오일을 2방울 정도 마스크에 떨어뜨려 사용한다.

TIP
마스크를 바를 시 눈 주위는 피해서 바르도록 한다.

혼합된 팩 내용물은 팩 전용 브러시를 사용하여 얼굴과 목에 바르고 10분 정도 둔다(헤어밴드를 사용하여 헤어라인을 정돈해 준다). 마스크를 제거하기 위해서는 따뜻한 물에 적신 스펀지나 천을 사용한다. 마스크는 부드럽게 제거하며 피부를 잡아당기지 않는다.

과제. 3-3

스킨케어 제품 효능을 설명하시오.

스킨케어 제품	효능
클렌저(cleansers)	피부의 더러움, 메이크업, 피지 제거
토너(toners)	클렌저 사용 후 남은 노폐물 제거와 피부 수렴
모이스처라이저(moisturisers)	피부의 막을 형성하여 수분 증발을 막고 피부를 부드럽게 해 준다
마스크(masks)	피부 표면의 더러움이나 먼지 등을 흡착하여 피부를 청결하게 해줌

에센셜 오일과 모발

전통적으로 금발(blond hair)의 모발 관리에는 카모마일(chamomile) 샴푸를 사용하였고, 검은 머리에는 세이지(sage)나 로즈마리(rosemary) 샴푸를 사용해 왔다. 붉은 머리의 경우는 캐롯(carrot)을 사용하였다.

3방울의 카모마일(chamomile)과 로즈마리(rosemary), 세이지(sage) 혹은 캐롯(carrot)이 순하고 향이 없는 샴푸에 사용될 수 있다.

에센셜 오일과 캐리어 오일의 혼합(Blending)

에센셜 오일은 크림과 로션, 식물성 오일에 넣어서 사용할 수 있다. 이러한 제품들은 피부의 수분 공급을 위해서 사용하거나 마사지하는데 사용할 수 있다. 천연 향이 들어 있지 않은 제품 사용이 가능하다면 캐리어 오일이나 로션 크림 5ml에 에센셜 오일 2방울을 넣어서 사용한다.

캐리어 오일에 에센셜 오일을 블렌딩할 때는 일반적으로 2%로 희석하는 것이 바람직하다. 2%로 희석하는 기준은 사용하려는 캐리어 오일 양의 절반으로 한다. 그것이 사용할 수 있는 에센셜 오일의 방울수가 된다. 예를 들면

TIP

밀랍(beeswax)은 크림이나 연고를 만드는데 사용된다. 에센셜 오일은 밀랍에 혼합하여 문제성 피부에 효과적으로 이용할 수 있다.

20ml의 캐리어 오일을 사용할 경우 10방울의 에센셜 오일을 희석하면 되는 것이다. 안전하게 희석하기 위해서는 캐리어 오일과 에센셜 오일의 양을 정확하게 측정해야 한다.

블렌딩하는 다른 방법으로는 캐리어 오일 5ml에 에센셜 오일 2방울을 블렌딩하는 것이다. 일반적인 고객의 경우는 캐리어 오일 20ml 정도가 필요하다. 체격이 작은 경우는 약 15ml가 필요하며, 체격이 큰 경우에는 25ml가 사용되기도 한다.

각각의 트리트먼트에 있어서 에센셜 오일의 블렌딩에는 3개의 에센셜 오일까지만 서로 블렌딩할 수 있다. 베이스 노트(base note), 미들 노트(middle note), 탑 노트(top note)로 구성되어야 블렌딩이 잘된 에센셜 오일이라 할 수 있다. 그러나 활력을 주는 블렌딩일 경우는 주로 탑 노트만을 사용할 수도 있고 진정을 위한 블렌딩이라면 베이스 노트만으로 구성할 수도 있다.

탑 / 미들 / 베이스 노트(Top / middle / base note)

TIP

5장은 에센셜 오일과 어떠한 오일들끼리 블렌딩이 잘 이루어지는지에 대하여 언급하고 있다.

19세기 프랑스인 Piesse가 음계에 따라서 향을 분류하는 방법을 개발하였다. 에센셜 오일과 향수의 성분을 탑 노트와 미들 노트 그리고 베이스 노트로 구분하는 노력은 향수에 있어서 잘 조화된 향을 만들어 내는 기본이 되었으며 이는 아로마테라피에도 적용되었다.

예를 들어 버가못(bergamot)과 샌달우드(sandalwood)의 조합은 처음에는 신선한 과일 향이 느껴지다가 나중에는 나무 향이 난다. 에센셜 오일은 휘발 정도에 따라서 다음과 같이 3그룹으로 나누어진다.

탑 노트*(Top notes)*

- 탑 노트는 공기 중으로 가장 빨리 휘발한다.
- 에센셜 오일끼리 혼합했을 때 제일 처음 향을 맡을 수 있으며, 이로 인해서 블렌딩의 첫인상을 주게 된다.
- 몸에 가장 빨리 작용한다.
- 정신과 신체에 빠르게 자극을 주어 활기를 되찾게 한다.
- 주로 감귤계(citrus fruits)에서 얻어진다.

미들 노트(*Middle notes*)

- 미들 노트는 휘발력이 보통이다.
- 소화 작용 같은 신체 기능을 조절한다.
- 꽃과 허브에서 얻어진다.

베이스 노트(*Base notes*)

- 베이스 노트는 공기 중의 휘발력이 가장 느리다.
- 보다 휘발력이 강한 에센셜 오일의 휘발 속도를 지연시키고 고정제로서 향을 오래 지속시켜 주는 작용을 한다.
- 몸과 마음을 진정시키고 이완시키는 작용을 한다.
- 나무나 수지에서 얻어진다.

> **TIP**
> 에센셜 오일이 잘 혼합된 경우에는 베이스, 미들, 탑 노트를 모두 함유한다.

> **TIP**
> 향수에 있어서 베이스 노트는 향이 오래 지속되도록 하는 고정제(fixative) 역할을 한다.

시너지(Synergy)

아로마테라피에서 시너지는 2~3종류 에센셜 오일을 함께 혼합(blending)해서 사용할 때 효능이 더 잘 나타나는 것을 말한다. 예를 들면 카모마일(camomile)의 항염 효과는 라벤더 오일(lavender oils)을 넣음으로써 더욱 증가한다.

시너지

오일을 블렌딩할 때는 노트와 향을 고려해야 한다. 2가지나 3가지의 에센셜 오일이 잘 블렌딩되면 각각의 에센셜 오일이 가지고 있는 분자들의 고유한 특성들이 더 강화되는데 이것이 시너지 효과에 의한 것이다.

에센셜 오일을 1종류만 사용했을 때보다 블렌딩으로 인한 시너지 효과는 더 강력하다고 할 수 있다.

과제. 3-4

각각의 노트에 대하여 간단히 설명하시오.

노트	요약 설명
탑(top)	공기 중으로 가장 빨리 휘발하고 에센셜 오일끼리 혼합했을 때 맡을 수 있는 첫 향이다. 감귤계 오일이 주를 이루고 신체에 빠르게 작용한다.
미들(middle)	꽃과 허브에서 추출하는 에센셜 오일이 미들 노트에 해당되며, 휘발 정도는 보통으로 신체 기능을 조절한다
베이스(base)	휘발력이 아주 느리다. 휘발이 빠른 에센셜 오일의 휘발 속도를 지연시켜 준다. 나무, 수지 등에서 추출하는 오일이 많고, 진정 및 이완 작용을 한다.

고객의 요구에 맞는 에센셜 오일의 선택

TIP
8장은 에센셜 오일과 증상별 참고용 표로 구성되어 있으며, 이 표는 고객의 증상에 알맞은 오일 선택에 도움이 될 것이다. 실습을 통해 각각의 고객에 적합한 오일을 선택하게 된다.

대부분의 고객들은 습진, 생리 전 증후군, 스트레스 등 1가지 이상의 증상들을 이야기한다. 이러한 증상에 모두 알맞은 에센셜 오일을 선택해야 한다.

표 3-2는 여러 가지 증상이 복합적으로 나타날 때 각 증상에 맞는 에센셜 오일의 선택 기준을 제시한 예이다.

표 3-2	증상별 에센셜 오일		
	증상1. 스트레스	증상2. 습진	증상3. 생리 전 증후군
탑 노트	클라리 세이지(Clary sage) 버가못(Bergamot) 페티트그레인(Petitgrain)	버가못(Bergamot) 타임(Thyme)	클라리 세이지 (Clary sage)
미들 노트	라벤더(Lavender) 멜리사(Melissa) 카모마일(Camomile) 제라늄(Geranium) 로즈우드(Rosewood)	라벤더(Lavender) 카모마일(Camomile) 제라늄(Geranium) 쥬니퍼(Juniper) 캐롯시드(Carrot seed)	라벤더(Lavender) 제라늄(Geranium) 카모마일(Camomile) 멜리사(Melissa) 마조람(Marjoram) 로즈우드(Rosewood)
베이스 노트	일랑일랑(Ylang-ylang) 패촐리(Patchouli)	머르(Myrrh) 패촐리(Patchouli) 로즈(Rose)	로즈(Rose) 네롤리(Neroli)

스트레스와 가벼운 습진, 그리고 생리 전 증후군의 증상을 가지고 있는 고객에게는 다음과 같은 오일들이 사용될 수 있다.

·클라리 세이지(Clary sage)는 스트레스와 생리 전 긴장을 완화시켜 줄 수 있으므로 선택할 수 있다.
·버가못(Bergamot)은 스트레스와 습진에 도움이 된다.
·패촐리(Patchouli)는 스트레스와 습진에 도움이 된다.
·로즈(Rose)는 습진과 생리 전 긴장에 효과가 있다.
·라벤더(Lavender), 카모마일(Camomile)과 제라늄(Geranium)은 모든 증상에 효과적이다.

과제. 3-5

다음 표의 증상에 적합한 오일을 8장을 참고하여 선택하시오.
표를 완성한 후에 이 고객에게 사용할 오일에 원을 그려서 표시 하세요.

표 3-3	증상별 에센셜 오일		
	증상1. 불면	증상2. 생리의 불규칙	증상3. 피부 노화
탑 노트	스위트 오렌지 (sweet orange)	클라리 세이지 (clary sage)	클라리 세이지 (clary sage)
미들 노트	라벤더(lavender) 마조람(marjoram)	펜넬(fennel)	라벤더(lavender)
베이스 노트	일랑일랑(ylang-ylang)	미르(myrrh)	미르(myrrh)

캐리어 오일(Carrier oils)

마사지하기 전에 에센셜 오일을 캐리어 오일과 혼합하는 것은 에센셜 오일을 신체에 고르게 분산시키는 데 도움이 되기 때문에 매우 중요하다. 아로마테라피에서는 식물성 오일이 캐리어 오일로 사용되며, 식물성 오일은 휘발하지 않기 때문에 고정(fixed) 오일이라고도 한다.

캐리어 오일은 기본적으로 주로 에센셜 오일과 혼합하여 사용하지만 다른 캐리어 오일과 혼합하여 사용하기도 한다. 그레이프시드(Grapeseed)와 스위트 아몬드(Sweet almond)는 일반적으로 에센셜 오일과 혼합하는 주요 오일이다. 호호바 오일(Jojoba oil)과 같은 캐리어 오일은 에센셜 오일과 혼합하기 전에 기본적인 캐리어 오일에 적은 양을 혼합하여 사용한다.

캐리어 오일은 정제된 것을 사용해서는 안 된다. 정제되는 과정에서 발생하는 열로 인해 오일이 가지고 있는 영양소가 파괴되기 때문이다. 정제된 식물성 오일은 슈퍼마켓에서 구입할 수 있다. 아로마테라피에 사용되는 캐리어 오일은 냉압착으로 추출되어야 하며 첨가물이 없는 것이 좋다.

냉압착은 가공하지 않은 재료(씨, 견과, 속)를 수압을 이용해서 압착시켜 오일을 짜내는 방법으로 열이 발생되지 않는다. 그러므로 오일이 가지고 있는 천연 성분들이 그대로 들어 있다.

아로마테라피에서는 미네랄 오일을 사용하지 않는다. 미네랄 오일은 피부 흡수력이 좋지 않으며, 모공을 막는 특성이 있기 때문이다.

에센셜 오일은 분자 크기가 매우 작고 지용성이므로 피부에 흡수가 잘 된다. 그러나 원액일 경우, 피부에 자극을 주므로 피부 친화력이 우수한 식물성 오일을 캐리어 오일로 선택하여 블렌딩(혼합)한다. 캐리어 오일 분자는 입자가 커서 혈액 속으로 흡수되지 않고 피부를 부드럽게 유지시켜 준다.

알레르기 테스팅(Allergy testing)

고객의 피부가 예민할 경우 몇몇의 캐리어 오일은 알레르기 테스트를 하는 것이 바람직하다.

아로마테라피에 사용되는 캐리어 오일의 종류는 다양하다. 스위트 아몬드 (Sweet Almond), 아프리콧 커넬(Apricot kernel), 아보카도(Avocado), 칼렌둘라(Calendula), 코코넛(Coconut), 이브닝 프라임로즈(Evening primrose), 그레이프시드(Grapeseed), 호호바(Jojoba), 마카다미아(Macadamia), 올리브 (Oilive), 피치커넬(Peach kernel), 쎄서미(Sesame), 선플라워(Sunflower), 윗점(Wheat germ) 등이 아로마테라피에 사용되는 캐리어 오일이다.

이 오일들의 특성과 효능은 다음과 같다.

스위트 아몬드 오일(Sweet almond oil)

스위트 아몬드 나무는 지중해 국가와 북아메리카의 캘리포니아에서 자란다.

스위트 아몬드 오일은 나무에 속해 있는 견과 속에서 추출한다. 연한 노란색으로 다른 에센셜 오일이나 캐리어 오일에 잘 섞인다. 이 오일은 불포화 지방산과 단백질, 비타민 A, B, D 그리고 E와 같은 영양소가 풍부하다.

TIP

알레르기 테스트할 오일 두 세 방울을 면봉에 묻혀 고객의 귀 뒤쪽에 문지른다. 24시간 동안 오일을 바른 채로 둔다. 종종 반응이 빠르게 일어난다. 만일 붉어짐, 염증, 가려움증이 있는 경우에는 그 오일을 사용하지 않도록 한다.

스위트 아몬드 오일(*Sweet almond oil*)의 사용

- 근육의 긴장과 통증, 경직에 효과적이다.
- 피부와 헤어의 아주 우수한 보습제이다.
- 염증을 진정시키고 완화시켜 준다.
- 습진이나 건선으로 인한 피부 상태와 관련된 가려움을 진정시켜 준다.

이 오일은 안전한 오일이지만 견과류의 알레르기가 있는 사람인 경우에는 사용하지 않는 것이 좋다.

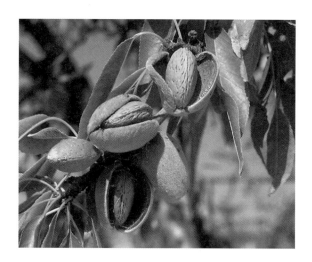

그림 3-4 스위트 아몬드 나무

아프리콧 커넬 오일(Apricot kernel oil)

아프리콧(살구) 나무는 중국이 원산지이지만 지금은 북아메리카와 남프랑스 등 많은 나라에서 자란다. 살구 씨에서 추출하는 오일로 스위트 아몬드 오일과 매우 비슷하지만 조금 비싸다. 때때로 스위트 아몬드 오일이나 체리 오일 등을 더하여 사용하기도 한다.

아프리콧 커넬 오일(*Apricot kernel oil*)의 사용

- 피부에 보습과 영양을 공급한다.
- 피부 건조로 인한 가려움의 진정에 효과적이다.

• 예민하고 건조하며 노화 피부에 적합하다.

아보카도 오일(Avocado oil)

아보카도 나무는 스페인을 비롯하여 많은 나라에서 자란다. 이 오일은 아보카도 열매에서 얻어지며 그린 빛을 띤다. 0℃에서는 고체이며 상온에서는 액체이다.

이 오일은 비타민 A, B_1, B_2 그리고 D와 칼륨, 인, 마그네슘과 칼슘 등 많은 미네랄을 함유하고 있다. 또한 이 오일은 단백질과 지방을 포함한다. 가격이 상당히 비싸서 다른 캐리어 오일에 첨가해서 사용한다.

TIP

납작하게 만든 아보카도 과육을 얼굴에 20분 정도 붙여 두면 클렌징과 보습 효과가 있다.

아보카도 오일(Avocado oil)의 사용

• 피부에 있어서 아주 우수한 보습제이다.

• 다른 캐리어 오일에 비해서 무겁지만 피부 깊숙히 흡수된다.

• 피부의 치유 능력이 있으며, 염증을 감소시켜 주기 때문에 건선과 습진에 효과적이다.

• 피부의 조기 노화를 방지한다.

• 에센셜 오일과 혼합할 때는 10% 정도만 사용한다. 올리브 오일 등 다른 오일들로 90%를 구성한다.

칼렌둘라 오일(Calendula oil-메리골드(marigold)로 알려져 있다)

이 식물의 원산지는 지중해이지만 지금은 세계 여러 곳에서 자란다. 밝은 노란색에서 오렌지 빛깔의 꽃을 피운다.

칼렌둘라 오일은 침출(Maceration)이라는 과정으로 추출한다. 꽃잎들을 잘게 쪼개서 올리브 오일이나 선플라워 오일과 같은 캐리어 오일에 담근다. 혼합물을 잘 흔들어서 며칠 동안 햇볕이 잘 드는 곳에 놓아둔다. 꽃에서 나온 에센셜 오일이 캐리어 오일과 잘 섞여서 부드러운 혼합물이 되는데, 이때 식물의 부분들을 걸러내면 오일만 남게 된다. 이 남겨진 오일이 칼렌둘라 오일 또는 메리골드 오일이다.

TIP

메리골드에는 2가지 타입이 있다. 칼렌둘라와 타제트인데, 타제트는 다른 식물에서 추출된 오일이긴 하나 메리골드로 알려져 있다.

칼렌둘라 오일(Calendula oil)의 사용

- 습진과 같은 건조한 피부 상태에 효과적이다.
- 베인 상처에 효과적이다.

칼렌둘라 오일 역시 비싸기 때문에 다른 캐리어 오일에 혼합하여 사용한다.

코코넛(Coconut)

팜 트리는 아프리카나 남아시아처럼 열대 지역에서 재배된다. 코코넛 오일은 말린 코코넛 열매에서 추출하는 크림 빛의 오일이다. 이 오일은 질감이 가벼우며 향이 매우 좋다. 상온에서는 고체가 되지만 따뜻해지면 액화된다.

겨울철에는 고형화되므로 따뜻한 물에 중탕하여 사용한다.

코코넛 오일(Coconut oil)의 사용

- 피부와 헤어의 유연제와 보습제로서의 효과가 있다.
- 붉게 염증이 있는 피부를 진정시킨다.

코코넛 오일은 독립적으로 사용하거나 다른 캐리어 오일과 혼합하여 사용할 수 있다. 이 오일은 예민한 피부를 자극할 수도 있으므로 알레르기 테스트를 한다. 견과류에 대해 알레르기가 있는 사람에게는 사용하지 않는 것이 바람직하다.

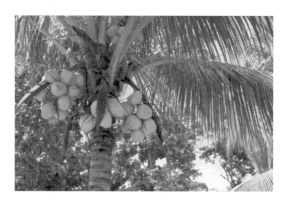

그림 3-5 코코넛 팜

이브닝 프라임로즈 오일(Evening primrose oil)

북아메리카가 원산지이지만 현재는 지중해에서 일반적으로 볼 수 있으며 영국에서도 자란다. 노란색의 꽃이 피는 식물이다. 이브닝 프라임로즈 오일은 식물의 씨에서 추출한다.

이브닝 프라임로즈 오일(Evening primrose oil)의 사용

- 건성, 각질이 일어나는 피부에 좋다.
- 상처치유의 효과가 있다.
- 습진에 효과적이다.
- 비듬 방지에 효과적이다.

이 오일만으로 캐리어 오일로 사용하기에는 가격이 너무 비싸다.

이브닝 프라임로즈 오일은 스위트 아몬드 오일과 같은 기본 캐리어 오일 90%에 10%의 비율로 첨가하여 사용할 수 있다.

그레이프시드 오일(Grapeseed oil)

그레이프시드 오일(Grapeseed oil)은 원산지가 프랑스이지만 지금은 주로 스페인, 이탈리아, 북아메리카의 캘리포니아에서 생산된다.

이 식물은 덩굴 식물로 포도를 생산한다. 포도 씨에서는 무색의 최상급 오일이 추출된다. 정제된 오일은 보관하기 좋다.

그레이프시드 오일(Grapeseed oil)의 효과

- 피부 보습에 효과가 있다.
- 유분감이 많은 오일을 싫어하는 고객들에게 적합하다.

호호바 오일(Jojoba: ho-ho-ba oil)

호호바는 엷은 노란색이며, 호호바 관목의 씨를 부셔서 추출한 왁스 같은 식물성 오일이다. 상록의 키가 작은 호호바 나무는 사막에서 자라며, 남아메리카의 멕시코, 북아메리카의 애리조나와 캘리포니아가 본고장이다. 피부에 흡수되는 비타민 E, 미네랄과 단백질을 함유하고 있는 영양이 풍부한 오일이다. 다른 많은 오일들과 달리 이 오일은 높은 온도까지 가열할 수 있으며, 가열 후에도 영양 성분이 그대로 유지된다.

상온에서는 반고체의 형태이지만 냉장고에 넣어 두면 고체화가 일어난다. 산화가 잘 일어나지 않으므로 보관이 용이하다. 지성 피부를 비롯하여 모든 피부 타입과 모발 및 두피 건강에 좋다.

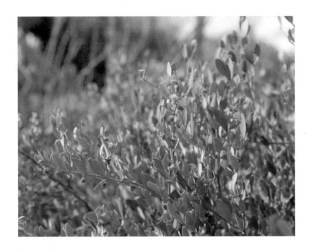

그림 3-6 호호바 나무

호호바 오일(*Jojoba oil*)의 사용

- 피부와 모발 보습에 효과적이다.
- 여드름, 습진, 건선과 관절염 등의 염증 완화에 효과적이다.
- 모든 피부 타입에 유익하다.
- 피지 분비 조절에 효과적이므로 피지와 관련된 피부에 유익하다.

호호바 오일은 고가이므로 적은 양을 스위트 아몬드와 같은 기본 캐리어 오일에 혼합하여 사용하는 것이 바람직하다. 전반적으로 사용하기에 안전한 오일이다.

마카다미아 오일(Macadamia oil)

마카다미아 나무는 호주가 원산지로 아열대 숲에서 자란다. 이 나무는 열매를 생산하며, 이 열매로부터 흰 크림색이나 밝은 핑크색의 오일이 얻어진다.

냉압착된 오일로 정제하거나 정제하지 않거나 둘 다 사용할 수 있다. 이두 가지의 경우 솔벤트(용매)는 사용하지 않으며, 그로 인해서 오일의 천연 특성은 그대로 보존된다.

마카다미아 오일(Macadamia oil)의 사용

- 피부 노화를 방지하는데 효과가 있다.
- 피부 보습에 좋다.
- 보존력이 우수하여 잘 산화되지 않는다.

TIP
마카다미아 오일은 먹으면 설사를 하게 하는 작용이 있다.

올리브 오일(Olive oil)

올리브 오일은 노랗고 녹색을 띠는 오일로 올리브 과육에서 추출된다.

올리브는 주로 지중해 지역에서 자라나는 나무의 열매이다. 점도가 강하고 향도 강하므로 스위트 아몬드와 같이 점도가 낮은 오일과 혼합하여 사용한다. 비타민 E의 좋은 원천으로 탈수된 피부나 염증이 있는 피부에 도움이 된다. 일반적으로 요리에 많이 사용되는 오일이다.

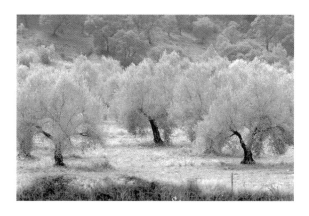

그림 3-7 올리브 나무

올리브 오일(*Olive oil*)의 사용

- 피부와 모발의 건조를 막아 수분이 유지되도록 한다.
- 근육의 경직이나 통증의 완화에 효과적이다.

버진(Virgin)이나 엑스트라 버진(Extra virgin)을 사용하는 것이 좋다.

올리브 오일은 피부에 사용하기에 안전한 오일로 거의 자극이 없다. 그러므로 어린이들에게 사용하는데 이상적이다.

피치 커넬 오일(Peach kernel oil)

작은 피치(복숭아) 나무는 중국이 원산지이나 현재는 북아메리카의 캘리포니아와 텍사스에서 주로 생산된다. 이 나무는 속 씨를 가지고 있는 과일을 생산한다.

속 씨를 냉압착하여 생성되는 오일로 아프리콧이나 스위트 아몬드 오일과 외견상이나 화학적으로 매우 유사하다.

피치 커넬 오일(*Peach kernel oil*)의 사용

TIP
피치를 유럽으로 가지고 온 이는 로마인이다.

- 피부의 영양과 수분 공급에 효과적이다.
- 건조한 피부와 습진에 효과적이다.
- 가려움이 완화되므로 건선에 효과적이다.
- 예민한 피부에 좋다.

쎄서미 오일(Sesame oil)

동인도가 원산지이지만 지금은 중국, 인도, 아프리카와 남아메리카 등 많은 나라에서 자란다. 디기탈리스와 유사한 긴 종모양의 흰 꽃이 핀다.

쎄서미 오일은 쎄서미 씨에서 추출한다. 쎄서미 오일은 농도가 짙고, 골든 옐로우 색을 띠며 가벼운 호두 향기가 난다. 쎄서미 씨는 비타민 E와 철분, 칼슘, 인과 같은 미네랄이 풍부하다. 이 오일은 올리브 오일과 비슷한 특성을 가지고 있다. 보존력이 우수하다.

쎄서미 오일(Sesame oil)의 사용

- 근육 통증이나 경직에 효과적이다.

- 건조한 피부의 보습에 효과적이며, 습진과 건선에 도움이 된다.

- 모발이 회색으로 바뀌는 것을 방지해 준다고 여겨진다.

쎄서미 오일은 예민한 피부를 자극할 수 있으므로 사용하기 전에 알레르기 테스트를 하는 것이 필요하다. 쎄서미 오일 대신 쓸 수 있는 가장 좋은 오일이 올리브 오일이다.

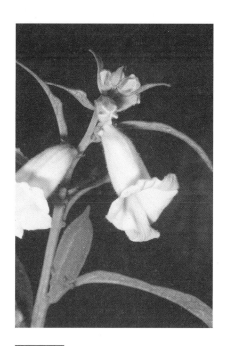

그림 3-8 쎄서미 나무

선플라워 오일(Sunflower oil)

선플라워 오일은 지금은 많은 나라에서 생산되고 있지만 원산지는 남아메리카이다.

꽃 머리에서 씨가 얻어진다. 선플라워 오일은 이 씨에서 추출한다. 비타민 A, D, E 그리고 철분과 칼슘 등의 미네랄이 풍부하다.

선플라워 오일(Sunflower oil)의 사용

- 피부의 문제점이나 상처에 효과적이다.
- 다리의 궤양에 효과적이다.
- 피부를 유연하게 하고 보습에 효과적이므로 여드름, 문제성 피부의 제품에 사용된다.

윗 점 오일(Wheat germ oil)

윗 점 오일은 남아시아 곡물류에서 얻은 것이다. 지금은 아열대 지역에서도 자란다. 줄기 끝의 밀알은 껍질로 구성되어 있고 이것이 싹을 둘러싸고 있으며, 오일은 이 싹(배아)으로부터 추출된다. 순수 냉압착 방식으로 추출하는 것은 가능하지 않고 칼렌둘라 오일처럼 침출(Maceration)과 용매(Solvent) 추출을 한다.

정제되지 않은 윗 점 오일은 향이 강하여 사람들이 그다지 좋아하지 않는다. 이 오일은 항산화제로 작용하는 비타민 E의 함량이 매우 높아서 다른 캐리어 오일에 첨가하면 항산화제 역할을 한다. 이 오일의 가격은 매우 비싸지만 비타민 E 함량이 풍부하여 요리의 재료로도 쓰이고 있다. 또한 비타민 A, B 그리고 많은 미네랄도 함유하고 있다. 산소가 생명체에 있어서 필수적이지만 피부 세포와 같은 세포의 산화에도 관여하므로 천연 항산화제인 윗 점 오일은 세포에서 일어나는 산화를 방지함으로써 노화의 속도를 지연시켜 주는데 도움이 된다.

윗 점 오일(Wheat germ oil)의 사용

- 건조한 피부의 보습에 효과가 있다.
- 피부염을 완화시켜 준다.
- 피로한 근육에 효과적이며 운동 후에 사용하면 유익하다.
- 천연 항산화제이므로 피부의 주름이나 노화의 원인이 되는 피부 세포의 산화를 방지하여 피부 노화를 예방한다.
- 피부를 유연하게 하며, 세포 재생의 역할을 함으로서 피부 상태를 개선한다.

윗 점 오일은 스위트 아몬드와 같은 종류의 다른 기본 캐리어 오일 90%에 10% 비율로 섞어서 사용한다. 5% 정도나 그 이하로 윗 점 오일을 아로마테라피 블렌딩 할 경우에는 에센셜 오일 혼합물의 산화를 방지하여 보존력을 높일 수 있다.

TIP

모든 식물성 캐리어 오일은 쉽게 변질되고 산화되어서 사용하기에 부적합하다. 이 오일들은 시원한 곳에 보관해야 하고 트리트먼트 시에 에센셜 오일과 블렌딩하는 것이 좋다.

과제. 3-6

각각의 캐리어 오일들의 사용 용도를 2가지씩 설명하시오.

표 3-4	캐리어 오일의 사용
캐리어 오일	**사용**
스위트 아몬드 (Sweet Imond)	근육 긴장, 통증, 경직
	피부 보습제 역할, 습진, 건성 등
아프리콧 (Apricot)	피부 건조, 가려움
	예민, 노화 피부
아보카도 (Avocado)	피부 치유 능력 우수
	피부 노화 방지
칼렌둘라 (Calendula)	습진, 상처
	건조한 피부
코코넛 (Coconut)	피부와 모발(헤어)의 유연 및 보습제
	붉고 염증 있는 피부
이브닝 프라임로즈 (Evening primrose)	상처치유
	피부 건성 및 각질
그레이프시드 (Grapeseed)	피부 보습
	유분감이 적고 가볍다

표 3-4	캐리어 오일의 사용
캐리어 오일	**사용**
호호바 (Jojoba)	염증 완화
	모든 피부 타입에 사용
마카다미아 (Macadamia)	피부 노화 방지
	피부 보습
올리브 (Olive)	피부와 모발의 건조 예방
	근육 경직, 통증 완화
피치 (Peach)	건조한 피부, 습진
	예민한 피부
쎄서미 (Sesame)	근육 통증, 경직
	습진과 건선
선플라워 (Sunflower)	피부 문제점, 상처
	다리 궤양
윗 점 (Wheat germ)	건조한 피부 보습
	피부염 완화

문제풀이

1. 에센셜 오일을 사용하는 기본적인 6가지 방법은?

① 흡입법

② 확산법

③ 목욕법

④ 습포

⑤ 원액 사용

⑥ 마사지

2. 세 종류 마스크와 종류별 효능을 설명하시오.

① 카라민

– 피부 진정 및 유연

② 마그네슘카보네이트

– 모공 수축, 피부 유연

③ 카오링

– 딥클렌징, 피지 제거

3. 안전한 블렌딩을 위해서 에센셜 오일과 캐리어 오일의 비율은?

얼굴(0.5~1%)

바디(2~5%)

두피(1~2%)

4. '시너지'가 의미하는 것은 무엇인가?

에센셜 오일의 치료적 효능을 증가시키기 위해서 혼합(블렌딩)하는 것을 말한다. 예를 들면 염증을 개선하기 위해서 카모마일과 라벤더를 혼합하면 1가지 오일을 사용했을 때보다 항염 효과가 더 우수하다.

5. 캐리어 오일은 무엇이며 캐리어 오일을 구입할 때 고려해야 할 점은 무엇인가?

캐리어 오일은 에센셜 오일을 고르게 분산시키며, 에센셜 오일이 휘발하지 않도록 한다.

캐리어 오일 구입 시 정제된 것을 사지 않아야 한다. 정제된 오일은 열로 인해 오일에 함유된 영양소가 파괴되기 때문이다. 그리고 미네랄 오일은 캐리어 오일로 사용하지 않는다. 왜냐하면 미네랄 오일은 피부 흡수력이 좋지 않고 모공을 막기 때문이다.

6. 아로마테라피에 일반적으로 사용되는 캐리어 오일 5가지를 나열하시오.

① 스위트 아몬드오일

② 그레이프시드 오일

③ 호호바 오일

④ 윗 점 오일

⑤ 선플라워 오일

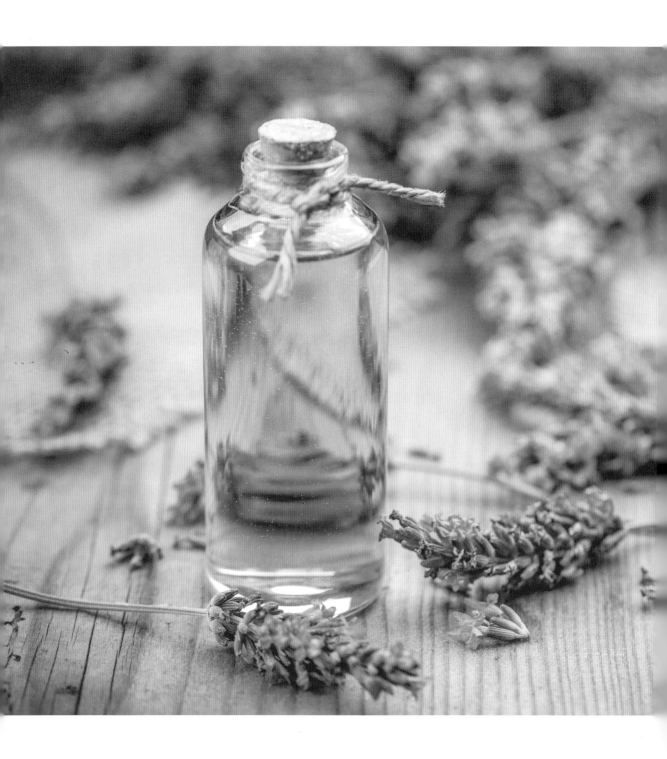

CHAPTER

4

에센셜 오일의 이해

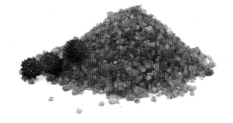

CHAPTER 4 에센셜 오일의 이해

추출 방법

에센셜 오일은 식물이 미생물, 곤충, 환경으로부터 자신을 보호하기 위하여 만든 강력한 방향성 물질이다. 이 물질은 모든 식물에 함유되어 있지 않고 일부 식물에만 국한되어 있으며 에센셜 오일을 함유한 부위도 식물마다 다르다.

에센셜 오일은 식물의 잎, 꽃, 가지, 뿌리, 씨앗, 송진, 열매 껍질 등에 함유되어 있고, 오일을 추출하는 방법으로는 증류법이 보편적으로 사용된다. 다른 방법으로는 압착법, 냉침법, 솔벤트(용매) 추출법, 수분 확산법 그리고 이산화탄소 추출법이 있다.

증기 증류법(steam distillation)

- 식물이 담긴 통에 뜨거운 증기를 주입한다.
- 뜨거운 증기에 의해 식물의 세포벽이 파괴되면서 에센셜 오일이 나온다.
- 에센셜 오일은 증기 형태이며, 냉각기로 이어진 연결 파이프를 따라 이동한다.
- 냉각기를 통과한 오일은 액체 상태로 변하면서 용기에 모아진다.
- 용기에 모아진 액체는 플로랄 워터와 에센셜 오일이다.
- 플로랄 워터는 오일에 비해 무거워서 용기 아래로 가라앉고 에센셜 오일은 용기 위로 뜨게 된다. 이 과정에서 얻어진 물(플로랄 워터)을 하이드로렛(hydrolats)이라고도 한다.
- 용기의 가장 윗부분이 에센셜 오일로 분리된다.

하이드로렛(hydrolats)

하이드로렛은 증류 과정의 부산물인 온천수로 만들어진다. 1ℓ에 2g 정도의 아주 적은 양의 에센셜 오일이 분산되어 있다. 하이드로렛은 그에 해당하는 에센셜 오일과 유사한 특성을 가지고 있으며, 피부에 직접 사용할 수 있다.

스킨 토너로 사용하면 이상적이다.

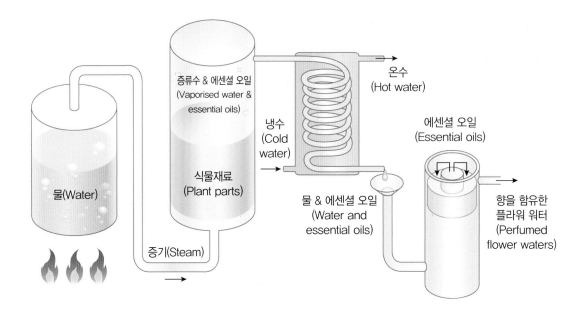

그림 4-1 오일의 증류 과정

하이드로렛은 다른 에센셜 오일과 혼합하여 사용할 수는 있지만 캐리어 오일이나 다른 식물성 오일 베이스인 크림과는 혼합되지 않는다. 대부분 투명하지만 연한 핑크색에서 연한 바이올렛 색을 띠기도 한다. 어둡고 시원한 곳에 보관하는 것이 좋고 되도록이면 냉장 보관하는 것이 좋다. 대부분의 하이드로렛은 2~3년 정도 보관이 가능하다.

표 4-1	하이드로렛의 종류
하이드로렛(Hydrolat)	사용에 적합한 피부
로즈 워터(Rose water)	정상, 복합성과 민감성 피부
라벤더 워터(Lavender water)	지성, 복합성 피부
카모마일 워터(Camomile water)	건조하고 염증이 있는 피부
네롤리 워터(Neroli water)	정상, 건성 피부
티트리 워터(Tea tree water)	여드름, 감염된 피부 상태

압착법(Expression)

압착법은 전통적으로 감귤류 오일 추출에 이용된다. 과일 껍질을 손으로 짜면 오일이 나온다. 이 때 스펀지로 껍질을 눌러 에센셜 오일을 빨아들인다. 최상급 감귤류의 오일을 얻기 위해서는 손으로 짜내는 것이 좋지만 오늘날에는 대부분 기계에 의해서 이루어지고 있다.

압착법은 레몬(Lemon), 버가못(Bergamot), 오렌지(orange) 같은 과일에서 오일을 추출할 때 주로 사용하는 방법이다.

냉침법(Enfleurage)

에센셜 오일 생산량 중 10% 미만은 아직도 냉침법을 이용한다. 이 방법은 에센셜 오일을 추출하는데 시간이 많이 소요되고 비용이 많이 드는 고전적인 방법이다.

증류법을 통해 오일을 추출할 수 없는 식물은 용매 추출법을 이용한다.

그러나 장미나 재스민 같은 섬세한 꽃에서 추출되는 가격이 비싼 오일에 한해 냉침법이 이용되기도 한다.

- 나무틀로 된 유리판 위에 무향의 정제된 지방을 얇게 펴 바른다.
- 지방은 신선한 꽃잎들로 덮이고 나무틀은 포개진다. 시들은 꽃잎은 걸어 내고 다시 신선한 꽃잎을 깐다.

- 이 과정을 며칠 동안 반복하여 지방이 꽃잎의 에센스를 모두 흡수하도록 한다. 재스민(jasmine)같은 경우는 1주일 정도 걸린다. 꽃 향을 함유한 지방을 포마드(pomade)라 한다.
- 알코올을 이용하여 지방과 에센셜 오일을 분리한 후 다시 알코올을 완전히 제거하면 에센셜 오일을 얻을 수 있다.

위에서 설명한 내용은 꽃으로부터 향을 추출하는 과정으로 무향의 차가운 지방이 향을 흡수하는 것을 이용한 방법이다.

이러한 방법으로 얻어진 오일을 앱솔루트(Absolutes)라고 하며 이는 매우 농축된 에센셜 오일이다. 그 향과 특성이 매우 강하여 적은 양이라도 증류법으로 추출한 오일과 같은 효과를 가진다. 앱솔루트는 에센셜 오일보다 농도가 더 진하다. 로즈같은 앱솔루트는 상온에서 고체화되고 병이 따뜻해지면 액체가 된다. 솔벤트 추출 역시 앱솔루트를 생성해 낸다.

솔벤트 추출법(Solvent extraction)

솔벤트 추출법은 휘발성 유기 용매를 이용한 추출법이다. 일반적으로 에센셜 오일 함량이 적고, 높은 온도에서 향이 파괴될 우려가 있는 로즈, 재스민 등의 꽃에서 에센셜 오일을 추출할 때 사용할 수 있다.

- 부탄 용액이나 이산화탄소 용액과 같은 솔벤트 용액으로 식물의 꽃이 핀 다른 부위에 있는 에센셜 오일을 용해시킨다.
- 솔벤트가 제거되고 나면 반고체 형태의 물질이 남게 되는데 이를 콘크리트(concrete)라고 부른다. 콘크리트는 추출되는 식물의 부위에 따라서 식물의 천연 왁스와 에센셜 오일 혹은 수지나 이와 같은 물질들의 혼합물이다.
- 콘크리트는 식물이 가지고 있는 방향성 물질을 함유하고 있으며, 순수 알코올에 녹는다. 알코올은 식물 왁스를 제거하기 위해서 증발시키거나 흔들어 준다. 그러면 양질의 앱솔루트가 남게 된다.

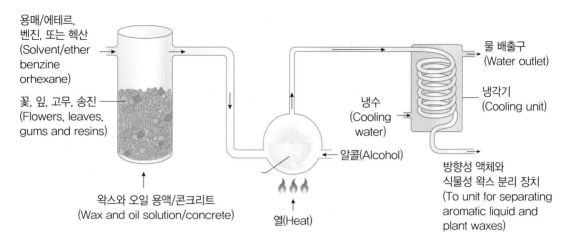

용매/에테르,
벤진, 또는 헥산
(Solvent/ether
benzine
orhexane)

꽃, 잎, 고무, 송진
(Flowers, leaves,
gums and resins)

물 배출구
(Water outlet)

냉각기
(Cooling unit)

냉수
(Cooling
water)

알콜(Alcohol)

왁스와 오일 용액/콘크리트
(Wax and oil solution/concrete)

열(Heat)

방향성 액체와
식물성 왁스 분리 장치
(To unit for separating
aromatic liquid and
plant waxes)

그림 4-2 에센셜 오일의 솔벤트 추출

일부 아로마테라피 전문가들은 솔벤트 추출 방법이 앱솔루트에 솔벤트 잔여물을 남기고 이것이 피부 자극을 유발한다는 이유로 앱솔루트 사용을 좋아하지 않는다. 천연 에탄올이 사용되는 경우는 예외라고 할 수 있다.

하이드로디퓨전(Hydrodiffusion)/여과법(percolation)

하이드로디퓨전은 최근에 개발된 방법이며, 증기가 아래쪽이 아닌 위쪽에서 들어온다는 것과 증류 시간이 짧다는 것만 제외하면 증기 증류법과 매우 유사하다.

증기는 관을 통과해서 냉각기로 이동하게 된다. 증기 증류법과 마찬가지로 에센셜 오일은 이 과정의 마지막에서 분리된다. 나무나 씨같이 식물의 딱딱한 부분에서 에센셜 오일을 추출하는데 효과가 있다.

이 방법은 전통적인 증기 증류에 비해서 매우 빨리 진행되기 때문에 증기와의 접촉 시간이 단축되면서 식물 부위에 손상을 적게 입혀 질 좋은 에센셜 오일을 추출할 수 있다.

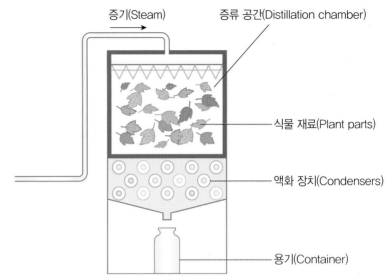

증기(Steam)　　　　증류 공간(Distillation chamber)

식물 재료(Plant parts)

액화 장치(Condensers)

용기(Container)

하이드로디퓨전 과정(Hydrodiffusion process)

그림 4-3 하이드로디퓨전

이산화탄소 추출법(Carbon dioxide extraction)

1980년대 이후 사용된 추출 방법이다. 식물의 부위가 압축된 이산화탄소와 낮은 온도에서 접촉하게 된다. 낮은 온도는 증기 증류의 과정에서 발생하는 에센셜 오일이 열에 의해 영향받지 않도록 해 준다. 이 과정은 빨리 진행되며 오일의 오염이 없다. 하지만 장비가 필요하고, 매우 복잡하며 가격이 비싸지만 이 방법으로 추출되는 오일의 질은 매우 우수하다.

과제. 4-1

에센셜 오일 추출 방법에 대하여 설명하시오.

추출 방법	설명
증기 증류법 (Steam distillation)	뜨거운 증기를 이용하여 식물로부터 에센셜 오일을 추출하는 방법.
압착법 (Experssion)	레몬, 오렌지, 버가못과 같은 감귤류의 껍질을 눌러서 에센셜 오일을 추출하는 방법.
냉침법 (Enfleurage)	장미, 재스민과 같은 꽃에서 에센셜 오일을 추출하는 고전적인 방법.
솔벤트 추출법 (Solvent extraction)	증기 증류법으로 향을 추출하기 어렵거나 높은 온도에 의해 향이 파괴되는 경우, 용매를 이용하여 향을 추출하는 방법.
여과법/하이드로디퓨전 (Percolation/hyerodiffusion)	나무나 씨앗 같은 딱딱한 부분에서 에센셜 오일을 추출하는 방법으로 증류 시간이 짧아, 질 좋은 에센셜 오일을 얻는다.
이산화탄소 추출법 (Carbon dioxide)	식물이 압축된 이산화탄소와 낮은 온도에서 접촉하면서 오일을 추출하는 방법으로 품질이 우수한 오일을 얻을 수 있으나 가격이 비싸다.

식물의 분류

식물들은 과(family)로 나누어진다. 식물의 분류 체계는 식물의 특성을 명확히 하는데 도움을 준다. 다음의 표는 식물의 과와 이에 속한 식물의 종류에 대한 것이다.

표 4-2	식물의 분류		
식물과(Botanical family)	예	비고
Labitae (Lamiaceae)	바질, 클라리 세이지, 라벤더, 마조람, 멜리사 오레가넘, 패촐리, 페퍼민트, 로즈마리, 세이지, 타임	에센셜 오일이 추출되는 가장 큰 식물의 과이다. 이 종류의 식물은 향이 강하다.
Cupressaceae	사이프러스, 쥬니퍼, 파인	
Styraceae	벤조인	
Rosaceae	로즈오토(로즈다마스크)	
Valerianaceae	발레리안	
Rutaceae	버가못, 레몬, 그레이프후르츠와 같은 감귤계 오일	이 과에 속한 오일들은 껍질, 꽃, 잎에서 추출한다.
Umbelliferae (Apiaceae)	펜넬, 소화계의 특성이 있다고 알려짐	주로 씨에서 추출한다.
Poaceae or Gramineae	레몬그라스, 팔마로사, 베티버	
Piperaceae	블랙 페퍼	
Burseraceae	프랑킨센스(오비바넘), 미르	
Oleaceae	재스민	
Compositae (Asteraceae)	칼렌듈라와 카모마일	이 과에 속한 오일들은 꽃머리에서 추출한다.
Myrtaceae	카주풋, 유칼립투스, 클로브와 티트리	이 과에 속한 에센셜 오일들은 잎의 세포에서 추출한다.
Geranacea	제라늄	
Lauraceae	시나몬, 로즈우드, 캄포	
Anonaceae	오직 일랑일랑 1종만 속함	

에센셜 오일 화학

에센셜 오일은 100가지 이상의 화학 성분을 함유하며, 에센셜 오일 분자는 탄소(C), 수소(H) 그리고 산소(O)로 구성된 유기 화합물이다.

유기 화합물은 '살아 있는' 또는 '한 때 살았던' 생물이나 물질로부터 나오는 물질을 의미한다. 즉 에센셜 오일은 식물에서 추출된 화합물로 유기 화학 영역에 해당된다. 에센셜 오일에서 발견되는 화학 물질에는 테르펜(terpenes), 알코올(alcohols), 알데하이드(aldehydes), 에스테르(esters), 케톤(ketones), 옥사이드(oxides)와 페놀(phenols)이 있다. 이러한 다양한 화학 물질 들은 신체에 유익한 특성을 가지고 있다.

테르펜(Terpenes)은 탄화수소로 알려져 있는데 수소와 탄소로 구성되어 있다. 알코올, 알데하이드, 에스테르, 케톤, 옥사이드와 페놀은 산화 화합물이다. 이들은 수소, 탄소와 산소를 함유한다.

이러한 화학 물질에 대한 이해는 에센셜 오일이 가지고 있는 효능을 이해하는데 도움이 될 것이다.

> **TIP**
> 분자들은 원자들로 구성된다. CO_2의 예를 들면 1개의 탄소 원자와 2개의 산소 원자를 볼 수 있다. 탄소 원자와 산소 원자가 결합하여 하나의 분자를 구성하는 것이다.

표 4-3	에센셜 오일 화학 성분과 특성		
에센셜 오일 화학 성분	특성	예시	비고
테르펜 (Terpenes)	천연 향료의 주체가 되는 에센셜 오일의 주성분으로 모든 에센셜 오일에 함유되어 있으나 효능은 약하다. 모노테르펜과 세스키테르펜 2가지 타입이 있다.		
모노테르펜 (Monoterpens)	살균제, 항바이러스제, 자극제, 활력제, 거담제, 울혈 제거제, 피부 위생 효과	시트러스 오일은 많은 양의 모노테르펜을 함유하고 있다. 다른 예로는 펜넬과 파인, 프랑킨센스, 네롤리의 리모넨이 있다. 파이넨은 파인, 레몬, 프랑킨센스에서, 오시멘은 바질과 스위트 마조람에서 볼 수 있다.	피부와 입과 코와 같은 점막에 자극적이다. 쉽게 증발하고 산화가 빠르다. 향이 약하며 이름 끝이 'ene'로 끝난다.

〈계속〉

표 4-3	에센셜 오일 화학 성분과 특성		
에센셜 오일 화학 성분	특성	예시	비고
세스키테르펜 (Sesquiterpenes)	살균제, 항염제, 진경제, 신경계의 안정과 진정 효과	카마줄렌은 아주 우수한 항염 성분으로 카모마일에서 발견된다. 카리오필렌은 라벤더와 마조람, 클라리 세이지에서 발견된다.	모든 테르펜과 같이 특성이 전반적으로 약하다. 향이 강하므로 오일의 향을 결정한다. 이름 끝에 'ene'가 붙는다.
알코올 (Alcohols)	항염, 강한 살균, 방부, 항바이러스, 항류머티즘, 진정 작용이 있다.	리나룰은 로즈우드와 라벤더에서 제라니올은 제라늄에서, 산타롤은 샌달우드에서 발견된다.	알코올은 이름 끝이 'ol'로 끝난다.
알데하이드 (Aldehydes)	방부, 항염, 항류머티즘, 토닉, 신경계의 진정, 몇몇은 혈압을 낮추고 다른 종류의 열을 감소시킨다.	레몬그라스, 멜리사와 시트로넬라와 같이 주로 레몬향이 나는 에센스에서 발견할 수 있다. 시트로네날은 시트로넬라에서 시트랄은 레몬그라스에서 발견된다.	과일향을 가지고 있다. 피부 자극제가 될 수도 있다. 이름 끝에 'al' 붙거나 '알데하이드'가 이름에 포함된다.
에스테르 (Esters)	에스테르(Esters) 항염, 항균, 항경련, 진정, 신경계의 강화, 피부 문제에 효과적이다.	제라닐아세테이트는 스위트 마조람에서 리나일아세테이트는 버가못, 클라리 세이지, 라벤더에서 발견된다. 벤질벤조에이트는 벤조인에서 발견된다.	대부분의 에센셜 오일에서 발견되며 일반적으로 과일향을 가진다. 꽃이 만개하거나 과일이나 식물이 완숙기에 들어섰을 때 에스테르 함유량이 가장 높다. 이름 끝자는 'yl' 혹은 'ata'를 사용한다.
케톤(Ketones) 캄포라고도 알려져 있다	우수한 점액 분비 효과, 진정, 치유, 면역 활성화, 항균 작용이 있다.	캄포를 포함한 비독성 케톤은 로즈마리와 페넬의 펜콘으로 발견된다.	많은 양을 사용할 경우 중추 신경계에 손상을 줄 수 있다. 유산과 간질을 가져올 수 있다. 잘 희석해서 사용해야 하며 주의가 필요하다. 이름 끝에 'one'를 사용한다.
옥사이드 (Oxides)	거담제, 항울혈제, 자극제, 발열제로 사용된다.	세네올은 유칼립투스와 로즈마리, 티트리, 카주풋에서 발견된다.	많은 에센셜 오일에서 발견된다. 이름 끝에 'ole'을 사용한다.

〈계속〉

표 4-3	에센셜 오일 화학 성분과 특성		
에센셜 오일 화학 성분	특성	예시	비고
페놀 (Phenols)	항박테리아, 항균, 항바이러스, 신경계와 면역 시스템 자극 작용이 있다.	타임에서 티몰과 카바크롤이 발견되며 클로브와 블랙 페퍼에서 유게놀이 발견된다.	상대적으로 많은 페놀을 함유하고 있는 에센셜 오일은 피부를 자극할 수 있다. 장기간 많은 양을 사용하면 간의 손상을 가져올 수 있다. 페놀은 이름 끝이 '이'로 끝나지만 알코올의 이름과 혼동하면 안 된다.

과제. 4-2

위의 내용들을 참고하여 각각의 화학적 특성에 대하여 쓰시오.

화학 성분	특성
모노테르펜 (Monoterpenes)	살균제, 항바이러스제, 자극제, 활력제, 거담제, 울혈 제거제, 피부 위생
세스키테르펜 (Sesquiterpenes)	살균제, 항염제, 진경제, 신경계 안정과 진정
알코올(Alcohols)	항염, 살균, 방부, 항바이러스, 항류머티즘, 진정 작용
알데하이드(Aldehydes)	방부, 항염, 항류머티즘, 토닉, 신경계의 진정, 혈압 강하
에스테르(Esters)	항염, 항균, 항경련, 진정, 신경계의 강화
케톤(Ketones)	점액 분비, 진정, 치유, 면역 활성화, 항균
옥사이드(Oxides)	거담제, 항울혈제, 자극제, 발열제
페놀(Phenols)	항박테리아, 항균, 항바이러스, 신경계와 면역 시스템 자극

케모 타입(Chemo types)

에센셜 오일은 식물이 재배된 환경(기후, 토양, 재배 방법 등)의 영향을 받으므로 학명과 형태학적 특성이 같은 종이라 해도 재배 환경에 따라 에센셜 오일을 구성하는 화학적 조성은 차이가 날 수 있다.

이런 화학적 성분 차이가 있는 유형을 케모 타입(chemo type)이라 하며, 각 에센셜 오일의 효능을 구분하는 중요한 토대가 된다.

대표적인 케모 타입 에센셜 오일로는 로즈마리, 타임 등이 있다.

에센셜 오일 품질

오일 공급자들은 에센셜 오일의 품질을 체크하기 위해서 테스트를 한다. 가장 보편적인 방법은 기체, 액체 크로마토그래피(Gas Liquid Chromatography, GLC)이다. 크로마토그래피는 혼합물의 성분을 분리하는 방법으로 에센셜 오일의 구성 성분을 보여 줄 수 있다. 이것은 에센셜 오일을 구성하고 있는 각각의 성분을 분리하는데 사용하며 그 결과는 아래의 그래프로 그려지게 된다.

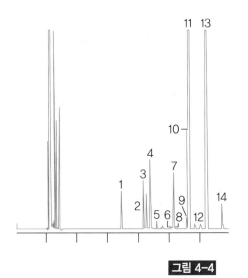

1 = α – thujene
2 = α – pinene
4 = myrcene
5 = sabinene
6 = α– phellandrene
7 = β–pinene
9 = p – cymene
10 = (–) – limonene
10 = (+) – limonene
12 = octanol
13 = γ – terpinene
14 = terpinolene

그림 4-4

테스팅

에센셜 오일의 순도를 테스트하기 위해서 적은 양의 에센셜 오일을 가는 코일 형태의 관으로 된 수은주에 집어 넣고 흡수 물질로 채운다. 코일 안에는 기체가 흐르고 온도 조절 오븐이 장착되어 있다.

열에 의해서 가벼운 성분은 칼럼(관)을 따라서 빠르게 움직인다. 각각의 성분이 칼럼을 따라서 이동하는데 걸리는 시간을 보유시간(retention)이라고 한다. 에센셜 오일 각 그룹별 크로마토그램을 원본과 비교하여 피크가 더해지거나 빠져 있는 부분들이 생기게 되면 그 오일은 섞음질 한 것이다. 각각의 에센셜 오일들에는 진품임을 증명하는 인증서와 테스팅 후의 순도를 확인해 주는 배치(batch) 번호를 가지고 있다.

> **TIP**
> 에센셜 오일은 종이 위에 떨어뜨렸을 때 완전히 증발해야 한다. 만일 오일 흔적이 남을 경우는 에센셜 오일이 다른 식물성 오일과 혼합되었다는 것을 의미한다.

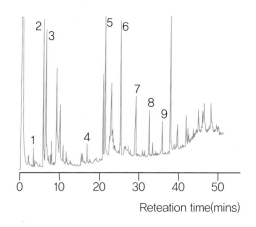

증기 증류(steam distillation)

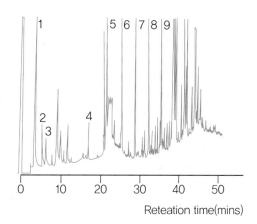

솔벤트 추출(solvent extraction)

그림 4-5

섞음질(Adulteration)

명성이 있는 오일 공급자로부터 오일을 구입하는 것은 매우 중요하다. 그렇지 않으면 어떠한 방법이든 에센셜 오일이 섞음질 되었을 우려가 있기 때문이다. 섞음질에는 여러 가지 방법이 있다. 에센셜 오일과 외관과 향이 비슷하고 자극적인 합성 화학 물질을 첨가하거나 아니면 값비싼 오일에 아주 싼 오일을 섞기도 한다. 다음의 오일들은 가격이 싼 오일과 섞음질이 가능한 오일들이다.

이러한 오일들의 섞음질은 에센셜 오일의 유익한 효능에 영향을 줄 수 있다. 에센셜 오일은 매우 복잡한 구조를 가지고 있어서 합성하여 재생산한다는 것은 거의 불가능하다.

표 4-4	섞음질이 가능한 에센셜 오일
가격이 싼 오일	**가격이 비싼 오일**
페티트그레인을 넣을 수 있다.	네롤리(neroli)
팔마로사를 넣을 수 있다.	로즈오토(rose otto), 로즈마록(rose maroc)
시더우드를 넣을 수 있다.	샌달우드(sandalwood)
레몬그라스를 넣을 수 있다.	멜리사(melissa)

에센셜 오일의 특성

모든 에센셜 오일은 치료적 특성을 가지고 있으며, 특정 질병이나 증상을 다루는데 유용하게 사용된다. 아래의 표에 이러한 특성들이 나타나 있다.

표 4-5	에센셜 오일의 특성	
특성		**설명**
Analgesic	진통제	통증을 완화시키는 것을 도와줌
Adrenal cortex stimulant	부신피질 자극제	부신피질의 호르몬을 자극
Anti- allergic	항알레르기	알레르기 반응을 예방하는 것을 도와줌
Anti- bacterial/ bactericidal	항박테리아	박테리아를 파괴하는 것을 도와줌

〈계속〉

표 4-5	에센셜 오일의 특성(계속)	
특성		**설명**
Antidepressant	항우울제	우울 경감을 도와줌
Antifungal/ fungicide	항진균제	균을 제거하는 것을 도와줌
Anti- inflammatory	항염증제	염증을 경감시키는 것
Antimicrobial	항균제	미생물을 파괴하는 작용제.
Anti-oxidant	항산화제	인체 세포의 노화를 일으키는 산화 과정을 방지하는 것을 도와줌
Antiseborrhoeic	항지루성	생성되는 피지의 분비를 감소시키는 것을 도와줌
Antiseptic	방부제	감염의 방지를 도와줌
Antispasmodic	항경련제	경련 예방, 완화제
Antitoxic	항독제	독소에 대하여 해독 효과가 있는 것
Antiviral	항바이러스제	바이러스의 증식을 파괴, 억제하는 것을 도와줌
Aperitif	식욕촉진제	식욕을 촉진시키는 것을 도와줌
Aphrodisiac	최음제	성욕을 증가하거나 자극시키는 것을 도와줌
Astringent	수렴성	유기체의 조직 특히 피부 조직을 수축, 긴장감을 주는 것을 도와줌
Balsamic	방향성의 진통제	진통을 진정시키고 치유하는 것을 도와줌
Carminative	구풍제	소화계를 안정시켜 주고 헛배부름을 완화시켜 줌
Cytophylactic	세포방어제	피부의 세포와 같이 세포 분열을 촉진하는 것을 도와줌
Cephalic	두개의, 두부의	마음을 정화시키는 것을 도와줌
Circulatoory stimulant	순환 자극제	혈액 순환을 자극함
Deodorant	방취제	불쾌한 향을 고치거나 제거하는 것을 도와줌

〈계속〉

표 4-5	에센셜 오일의 특성(계속)	
특성		**설명**
Detoxifyng	독소 배출	신체로부터 독소를 제거하는 것을 도와줌
Digestive	소화제	음식의 소화를 촉진하는 것을 도와줌
Diuretic	이뇨제	소변의 배출량을 증가시키는 것
Emmenagogue	월경 촉진제	월경을 촉진하는 것
Expectorant	거담제	호흡계로부터 점액의 객출을 촉진하는 것을 도와줌
Febrifuge	해열제	열이 있는 동안 체온을 내리게 하는 것을 도와줌
Haemostatic	지혈제	출혈을 저지하는 것을 도와줌
Hormone balancer	호르몬 조절제	호르몬의 밸런스를 유지하는 것을 도와줌
Hypertensive	고혈압성	혈액의 압력을 증가시켜 혈액 순환 저하에 효과적
Hypotensive	저혈압	동맥을 확장하여 혈압을 내리는 것
Immunostimulant	면역자극제	면역 체계를 강화시킴
Insecticide	살충제	곤충들을 제거하는 것을 도와줌
Insect repellenticide	곤충 퇴치제	곤충들을 퇴치하는 것을 도와줌
Nervine relaxant	신경 진정제	신경계를 이완하는 것을 도와줌
Neuro-tonic/ nervin tonic	신경 강화제	신경계를 강화하는 것을 도와줌
Oestrogen stimulant	에스트로겐 자극제	에스트로겐 호르몬의 생성 촉진을 도와줌
Parasiticide	살충제	기생충을 박멸 혹은 예방함
Rehydrating	수분 보충	피부의 수분이 부족하여 건조할 때 수분을 공급하는 것을 도와줌
Relaxant	이완제	신체와 마음의 긴장 완화를 도와줌
Rubefacient	발적제	부위를 따뜻하게 하여 홍반을 일으킴으로써 산소와 영양분 공급을 증가시키는 물질

〈계속〉

표 4-5	에센셜 오일의 특성(계속)	
특성		**설명**
Sedative	진정제	신경계를 진정하는 것을 도와줌으로써 스트레스 완화에 효과적
Stimulant	촉진제	신체의 생리적 기능을 촉진시키는 요인
Tonic	강장제	신체의 전체 혹은 특수 부위를 강화시키고 생기를 부여해 줌
Uplifting	기분 고양	감성을 고조시키는 것을 도와줌
Vulnerary	상처치유에 효과적	상처를 빠르게 치유하는 것을 도와줌

에센셜 오일의 신체에 미치는 효과

효능에 대해서 이해를 했다면 지금부터는 에센셜 오일이 신체에 미치는 효과에 대하여 이해할 수 있을 것이다.

피부
에센셜 오일은 피부의 건강을 향상시키는데 도움이 된다.

- 피부의 탄력을 증가시켜 피부의 신축성을 향상시켜 준다. 피부의 탄력은 노화되면서 감소한다.
- 튼살(stretch marks)이 생기는 것을 막아 준다.
- 상처 조직을 치유해 준다.
- 기저층의 세포 분열을 촉진하여 피부의 건강을 향상시켜 준다. 세포 재생(cytophylatic)의 효과가 있는 오일로는 라벤더(lavender)와 네롤리(neroli)를 들 수 있다.
- 피부의 죽은 각질을 제거하는데 도움이 되므로 마사지 효과가 잘 나타난다.
- 피부의 결점을 제거해 주며 여드름 피부 상태를 개선시킨다.

- 오일의 항염효과(anti-inflammatory)로 인해서 염증을 완화시켜 준다. 예로 건선이나 타박상을 들 수 있다.
- 항피지분비 효과(anti seborrhoeic)로 인해서 피지 분비를 조절할 수 있으며 지성 피부의 상태를 개선시킬 수 있다. 제라늄(gera-nium)은 밸런싱 오일로 지성이나 건성 피부에 효과적이다.
- 제라늄 같은 오일은 피지 분비를 조절할 수 있으며 이로 인해서 건성 피부의 상태를 개선할 수 있다.
- 몇몇 에센셜 오일은 수분을 보충해 주는 효능을 가지고 있어서 피부 보습에 효과적이다.
- 방부(antiseptic) 특성이 있는 오일들은 곤충에 물린 경우와 베인 상처에 효과적이다.

순환 계통

TIP
신체 시스템에 영향을 주는 스트레스를 이해하기 위해서는 1장을 참조한다.

에센셜 오일은 혈액을 따라 움직이면서 순환계에 긍정적인 효능을 나타낸다.

- 신경계에 작용하여 진정 작용과 긴장을 완화하는 오일이 있어서 스트레스와 관련하여 혈압이 높은 경우 도움이 된다. 혈압 강하(hypotensive)의 효능을 가지고 있는 오일은 고혈압에 효과적이다.
- 특정 에센셜 오일은 혈액 순환을 자극하므로 순환이 좋지 못한 경우에 도움이 된다.
- 피부를 붉게 하는 발적 효과(rubefacient)는 모세혈관을 확장시켜 보다 많은 양의 혈액을 지나가도록 하는데 도움을 준다. 혈액은 손상된 근육 조직을 회복하는데 필요한 산소와 영양분을 공급할 수 있다.

면역 계통

에센셜 오일은 신체의 면역 체계를 자극하므로 면역 시스템에 유용하다. 면역력을 자극하는 특성을 가진 오일들은 박테리아나 바이러스에 의해서 야기되는 질병에 대한 신체의 방어 능력을 강화하는 역할을 한다. 버가못

(bergamot), 클로브(clove), 유칼립투스(eucalyptus), 라벤더(lavender), 레몬 (lemon), 파인(pine), 로즈마리(rosemary), 티트리(tea tree), 타임(thyme) 등 이 이에 속한다.

림프 계통

림프 계통과 관련된 증상에 효과적인 에센셜 오일들이 있다. 림프 시스템 은 신체의 해로운 물질에 대한 면역 반응에 있어서 매우 중요한 역할을 한다.

- 거의 모든 에센셜 오일들은 면역성을 활성화하는 백혈구 생성을 증가 시킨다. 그 중에서도 라벤더, 카모마일, 로즈마리, 버가못과 티트리가 가장 효과적이다.
- 어떤 오일은 이뇨작용(diuretics)을 하여 정체된 체액의 배출을 도와준 다. 체액의 정체는 일반적인 문제로서 부종(oedma)을 일으키며 종종 발목 주변에서 이러한 증상을 볼 수 있다.
- 허벅지와 엉덩이에서 볼 수 있는 셀룰라이트(cellulite)는 지방의 축적 에 의해서 발생하며 피부 표면이 울퉁불퉁하게 나타난다. 이 부위에는 노폐물과 체액이 정체되어 있는 것으로 이러한 증상은 림프 순환의 저 하와도 관련이 있다. 이뇨 효과가 있는 에센셜 오일을 사용하여 복부 와 서혜부 림프절 부위를 따라서 마사지하는 것이 림프 배농을 도와줄 수 있다. 그리고 체액의 정체와 셀룰라이트 증상을 개선하는 것을 도 와준다.

골격 계통/근육 계통

에센셜 오일은 골격과 근육계에 효과적이다.

- 관절염(arthritis)에 있어서 관절 부위에 축적된 요산 크리스탈이 염증 과 경직, 통증을 일으킨다.
- 독소 배출 효과(detoxifying)가 있는 오일들은 이러한 독소를 배출시키 고 이러한 증상을 완화시켜 줄 수 있다. 많은 오일들이 항염 효과를 가

지고 있으며 관절 부위의 염증을 완화시키는데 도움이 된다.

- 에센셜 오일은 격렬한 운동이나 작은 상처로 인해 가볍게 손상을 입은 근육 섬유들의 치유에도 도움이 된다. 많은 오일들은 진통 효능(analgesic)이 있어서 근육이나 건, 인대 등의 통증에 도움이 된다.

- 항경련 효능(antispasmodic)을 가지고 있는 오일은 근육의 경련을 진정시키는 것을 도와주며 내부 장기들의 평활근을 진정시키는 효과가 있다. 이러한 오일들은 소화불량(cindigestion), 장염(colic), 생리통(menstrual cramps), 설사(diarrhoea) 등 평활근의 경련으로 인한 문제에도 효과적이다 .

- 발적(ruberfacient) 효과(effect)가 있는 오일은 혈액 공급을 증가시키고 이에 따른 산소와 영양공급 증가는 상처받은 근육의 회복을 돕는다. 이것이 의미하는 것은 근육 긴장의 원인이라고 볼 수 있는 젖산과 같은 노폐물의 제거를 도와준다는 것이다.

신경 계통

- 진통 효과가 있는 오일은 통증을 전달하는 신경 말단의 활동을 약하게 함으로써 통증을 완화시킨다.

- 마음을 정화시키는 효과가 있는 오일은 마음을 깨끗하게 하여 기억과 집중하는 것을 도와주며 정신적 피로에도 효과적이다.

- 신경의 긴장을 감소시켜 주는 오일은 스트레스와 관련된 증상들에 도움이 된다.

- 신경계 강화(혹은 신경계 조절)의 특성을 가진 오일은 신경계 전반적인 시스템을 강화시켜 주는 것을 도와준다. 불안, 불면, 쇼크, 스트레스와 관련된 문제 등 모든 경우에 이러한 오일이 효과적이다.

- 불안과 스트레스는 심장혈관계 문제를 유발할 수 있으며, 오일은 긴장 이완제로서 스트레스와 불안을 감소시켜 주는 것을 도와준다. 이러한 오일에는 버가못, 라벤더, 카모마일과 프랑킨센스 등이 있다.

내분비 계통

어떤 에센셜 오일은 피토 호르몬이라고 불리는 식물성 호르몬을 함유하고 있는데 이는 혈액의 흐름에 들어가 사람의 호르몬과 거의 유사한 방식으로 작용한다. 펜넬(fennel)은 여성 호르몬인 에스트로겐(oestrogen)을 함유하고 있으며 생리 전 증후군이나 폐경에 효과적이다. 남성과 여성에게 필요한 에스트로겐은 근육의 톤, 피부와 결합조직의 탄력, 건강한 혈액 순환과 강한 뼈를 유지하는데 필요한 것이다.

호흡기 계통

천식, 기관지염. 기관지 감염과 같은 호흡계의 문제들은 에센셜 오일의 사용을 통해서 모두 도움을 받을 수 있다.

- 항염작용(anti-inflammatory)은 기관지염, 부비동염과 연관된 염증을 다루는데 도움이 된다.
- 거담제(expectorants)는 점막의 노폐물을 제거하는데 도움이 되면서 호흡계에 효과적이다.
- 항박테리아성 오일(antibacterial oils)은 호흡계의 감염을 방지하거나 이에 대항하는데 유용하다.
- 항바이러스 오일(antiviral oils)은 호흡계의 바이러스 감염을 방지하거나 이에 대항하는데 유용하다.
- 클라리 세이지(clarysage), 프랑킨센스(frankincense), 페퍼민트(peppermint)과 같은 항경련(antispasmodic) 오일들이 기관지의 경련을 진정시키는데 도움이 된다.

> **TIP**
> 천식이 있는 경우에는 흡입법을 사용하는 것은 바람직하지 않다. 천식 발작을 일으킬 수 있기 때문이다.

> **TIP**
> 페퍼민트 오일은 colpermin에 사용되는데 이 약은 염증성 증상을 다루는 것이다.

소화기 계통

- 복부의 바스와 마사지는 변비나 가스가 과다한 상태 등에 도움이 된다. 마사지는 시계 방향으로 진행되어야 한다(장의 방향을 따라서).
- 위장 내의 가스를 배출하는 작용(carminative)은 위의 근육을 이완시켜 가스 생성을 감소시키며 장의 연동운동을 도와준다.

> **TIP**
> 일반적인 소화기 계통 문제는 대부분 생활습관의 변화를 통해서 개선되거나 피해갈 수 있다.

- 간장에 좋은 오일들은 간의 기능을 강화시켜 주며, 간의 분비 작용을 촉진시켜 준다.
- 오일에 들어 있는 소화 효능은 장을 통과하는 음식의 소화를 도와줌으로써 장염(colic), 헛배 부름(flatulence)이나 소화불량(indigestion) 등의 예방에 효과적이다.

비뇨기 계통

- 방부 효능을 가진 오일은 방광염에 효과적이다.
- 이뇨제(diuretics)는 소변의 배출을 도와서 신장의 배출 기능을 도와준다.

과제. 4-2

에센셜 오일이 신체 기관에 나타내는 효능을 적으시오.

신체 계통	효능
피부(Skin)	피부 재생
	항염
순환계(Circulatory)	혈압 강하
	혈액 순환 촉진
림프/면역계(Lymphatic/immune)	정체된 체액 배출
	면역 강화
골격계(Skeletal)	관절의 항염,
	진통
근육계(Muscular)	항경련
	발적 효과
신경계(Nervous)	긴장 완화
	신경계 강화
호흡기계(Respiratory)	항염
	거담
소화계(Digestive)	소화 효능 촉진
	장내 가스 배출
내분비계(Reproductive)	생리 전 증후군에 효과
	폐경에 효과
비뇨기계(Urinary)	에스트로겐 분비 촉진
	생리 주기 정상화

문제풀이

1. 하이드로렛(hydrolat)이란 무엇인가?

에센셜 오일의 추출하는 증기 증류 과정에서 나오는 부산물로 1리터에 약 2g의 에센셜 오일을 함유하고 있어 스킨 토너로 사용할 수 있다.

2. 앱솔루트(absolute)란 무엇인가?

냉침법을 통해서 얻어지는 농축된 오일이다.

3. 식물의 분류란 무엇을 의미하는가?

식물의 분류 체계를 말하며 식물의 특성을 알 수 있다.

4. 케모 타입(chemo type)은 무엇인가?

에센셜 오일의 재배 환경에 따라 같은 종류라도 화학적 성분차가 있는 유형을 말한다.

문제풀이

5. GLC가 의미하는 것은 무엇이며, 이 과정의 목적은 무엇인가?

혼합물의 성분을 분리하는 방법으로 오일의 구성 성분을 알 수 있다.

6. 에센셜 오일의 품질을 떨어뜨리는 2가지 방법에 대하여 설명하시오.

에센셜 오일과 향이 비슷한 합성 향과 섞음질

가격이 싼 오일과 섞음질

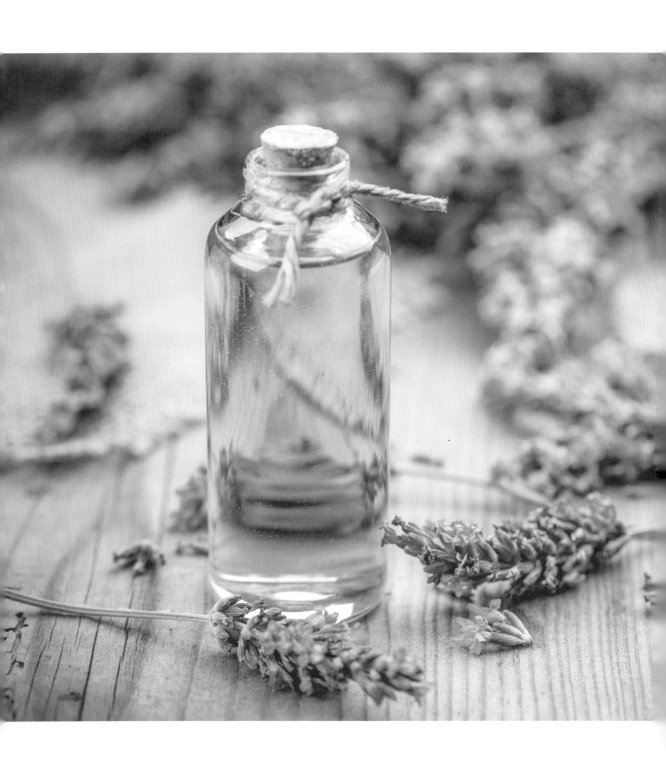

CHAPTER 5

에센셜 오일

에센셜 오일(The essential oils)

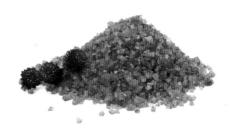

에센셜 오일

에센셜 오일(The essential oils)

이 장에서는 43종의 에센셜 오일에 대한 정보를 언급하고 있으며, 오일 추출 식물, 오일의 화학적 구성, 특별한 용도 또는 특성, 그리고 오일을 사용해서는 안 되는 경우 등을 다루고 있다.

오일 종류

오일명	오일명	오일명
바질(Basil)	프랑킨센스(Frankincense)	패츌리(Patchouli)
벤조인(Benzoin)	제라늄(Geranium)	페퍼민트(Peppermint)
버가못(Bergamot)	진저(Ginger)	페티트그레인(Petitgrain)
블랙 페퍼(Black pepper)	그레이프후르츠(Grapefruit)	파인(Pine)
카제풋(Cajeput)	재스민(Jasmin)	로즈(캐비지)[Rose (cabbage)]
캐롯 시드(Carrot seed)	쥬니퍼(Juniper)	로즈(다마스크)(Rose (damask))
시더우드(Cedarwood)	라벤더(Lavender)	로즈마리(Rosemary)
카모마일(저먼)[Chamomile (German)]	레몬(Lemon)	샌달우드(Sandalwood)
카모마일(마록)[Chamomile (Maroc)]	레몬그라스(Lemongrass)	티트리(Tea tree)
카모마일(로만)[Chamomile (Roman)]	만다린(Mandarin)	타임(Thyme)
클라리 세이지(Clary sage)	마조람(Majoram)	발레리안(Valerian)
클로브(Clove)	멜리사(Melissa)	베티버(Vetiver)
사이프러스(Cypress)	미르(Myrrh)	일랑일랑(YlangYlang)
유칼립투스(Eucalyptus)	네롤리(Neroli)	
펜넬(Fennel)	오렌지(Orange)	

■ Essential Oil Notes

바질 프렌치[BASIL (FRENCH)] – OCIMUM BASILICUM

- 식 물 생 김 새: 초록색 잎, 작은 흰꽃과 분홍색 꽃이 피는 허브
- 식 물 과: Lamiaceae
- 노 트: 탑(Top)
- 추 출 법: 잎과 꽃 부분 증기 증류법(steam distillation)
- 생 산 지: 아시아, 아프리카 원산지. 지금은 프랑스와 이탈리아를 포함한 유럽 전역에서 널리 재배됨.
- 잘 섞이는 오일: 버가못, 블랙 페퍼, 클라리 세이지, 클로브, 유칼립투스, 펜넬, 제라늄, 진저, 쥬니퍼, 라벤더, 레몬, 마조람, 오렌지, 로즈마리

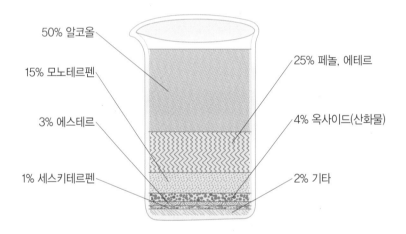

50% 알코올
15% 모노테르펜
3% 에스테르
1% 세스키테르펜
25% 페놀, 에테르
4% 옥사이드(산화물)
2% 기타

요점 정리

- 바질 에센셜 오일은 엑조틱 바질, 프렌치 바질, 메틸신나메이트 바질, 유게놀 바질 등 네 가지 타입이 있다. 이 중 프렌치 바질의 품질이 가장 좋다고 알려져 있다.
- 유러피언 바질로도 알려진 프렌치 바질은 엑조틱 바질 대신 사용된다. 그 이유는 메틸 카비콜(페놀)의 양이 더 적기 때문에 엑조틱 바질보다 독성이 덜 하다.
- 바질은 스트레스성 알레르기를 조절하는 부신피질에 영향을 주기 때문에 알레르기 감소에 효과적이다.
- 바질은 집중력을 높여 주고, 감각을 예민하게 하므로 시험 볼 때 효과적이다.

! 주의 사항

- 임신 중 사용 금지
- 간질 환자 사용 금지
- 민감성 피부에 자극을 줄 수 있음

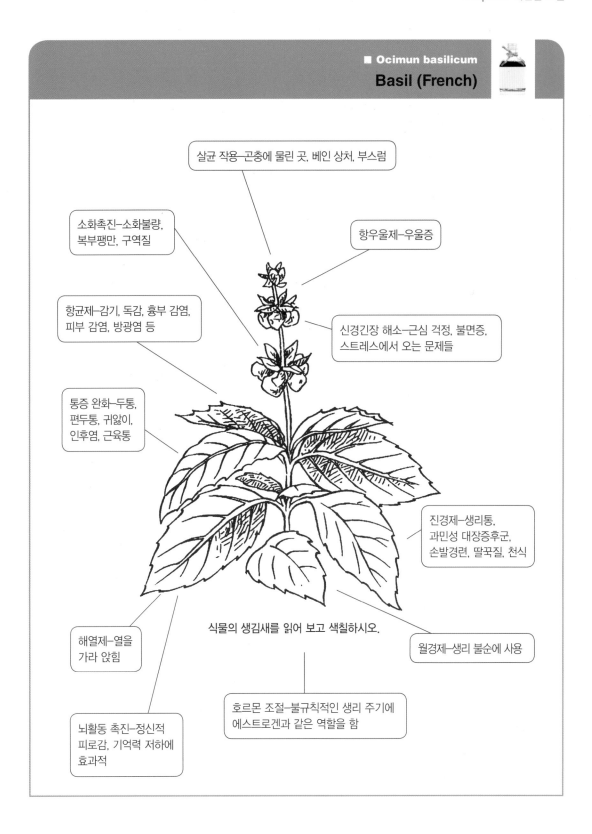

■ *Ocimun basilicum*

Basil (French)

살균 작용–곤충에 물린 곳, 베인 상처, 부스럼

소화촉진–소화불량, 복부팽만, 구역질

항우울제–우울증

항균제–감기, 독감, 흉부 감염, 피부 감염, 방광염 등

신경긴장 해소–근심 걱정, 불면증, 스트레스에서 오는 문제들

통증 완화–두통, 편두통, 귀앓이, 인후염, 근육통

진경제–생리통, 과민성 대장증후군, 손발경련, 딸꾹질, 천식

식물의 생김새를 읽어 보고 색칠하시오.

해열제–열을 가라 앉힘

월경제–생리 불순에 사용

뇌활동 촉진–정신적 피로감, 기억력 저하에 효과적

호르몬 조절–불규칙적인 생리 주기에 에스트로겐과 같은 역할을 함

109

■ **Essential Oil Notes**
벤조인-STYRAX BENZOIN

- 식 물 생 김 새: 연초록색 잎과 작고 단단한 껍질을 가진 평평한 모양의 열매가 열리는 커다란 열대 나무
- 식　물　과: Staracaceae
- 노　　　트: 베이스(Base)
- 추　출　법: 나무에서 흘러나온 수액이 갈색 덩어리를 이루면 사용 전에 물 위에서 가열하여 녹인다. 오일은 수지를 용매 추출하여 얻는다.
- 생　산　지: 원산지는 아시아이며 주로 인도네시아와 태국에서 경작됨
- 잘 섞이는 오일: 쥬니퍼, 라벤더, 레몬, 미르, 사이프러스 프랑켄신스, 로즈, 샌달우드

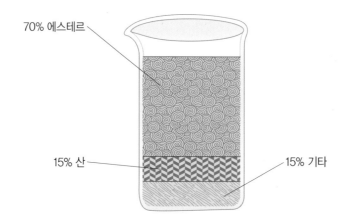

70% 에스테르

15% 산　　　15% 기타

요점 정리
- 벤조인은 에센셜 오일이 아니라 수지이다.
- 이 오일은 바닐린이라는 화학 물질을 포함하고 있으며, 바닐린은 바닐라 아이스크림 냄새가 난다.
- 벤조인을 공급자로부터 구매할 때 보통 에틸 글리콜에 녹인 것을 산다. 메탄올에 용해하거나 고체 상태로 사서 필요할 때 녹여서 사용하는 것 보다 더 낫다.
- 벤조인은 향을 오래 지속시키기 위해 향기 휘발 억제제로 자주 사용한다.

! 주의 사항
- 졸음이 올 수 있다.
- 피부를 자극하여 민감해 질 수 있다.

■ Styrax benzoin
Benzoin

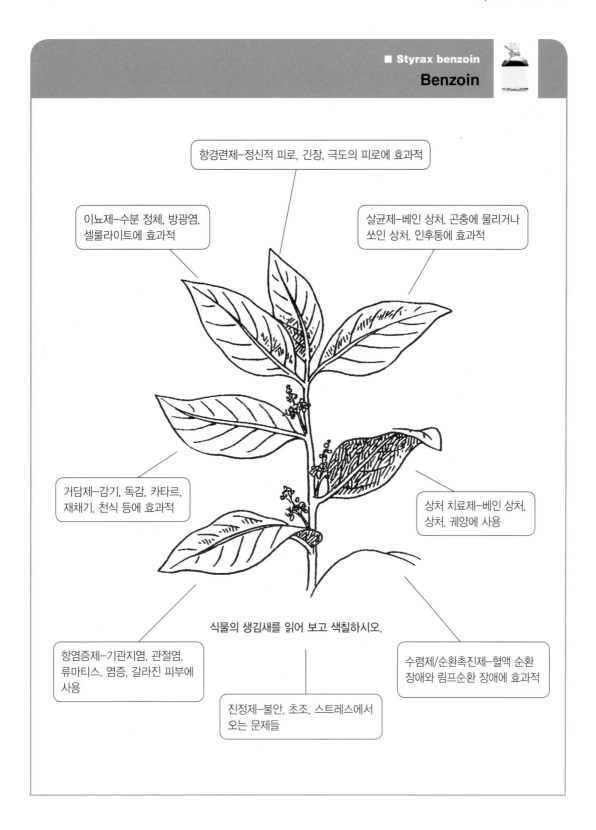

항경련제-정신적 피로, 긴장, 극도의 피로에 효과적

이뇨제-수분 정체, 방광염, 셀룰라이트에 효과적

살균제-베인 상처, 곤충에 물리거나 쏘인 상처, 인후통에 효과적

거담제-감기, 독감, 카타르, 재채기, 천식 등에 효과적

상처 치료제-베인 상처, 상처, 궤양에 사용

식물의 생김새를 읽어 보고 색칠하시오.

항염증제-기관지염, 관절염, 류마티스, 염증, 갈라진 피부에 사용

진정제-불안, 초조, 스트레스에서 오는 문제들

수렴제/순환촉진제-혈액 순환 장애와 림프순환 장애에 효과적

■ Essential Oil Notes
버가못–CITRUS BERGAMIA

- 식 물 생 김 새: 타원형의 초록 잎과 초록색에서 노란색으로 익으며 모양이 작은 오렌지와 비슷한 열매를 맺는 작은 나무
- 식　　　물　　　과: Rutaceae
- 노　　　　　　　트: 탑(Top)
- 추　　　출　　　법: 작고, 배모양의 초록 또는 노란색 열매의 껍질을 짜서 추출함
- 생　　　산　　　지: 열대 아시아, 현재 남부 이탈리아에서도 재배
- 잘 섞이는 오일: 블랙 페퍼, 클라리 세이지, 사이프러스, 프랑킨센스, 제라늄, 오렌지, 로즈마리, 베티버, 일랑일랑 등 대부분 에센셜 오일과 잘 섞인다.

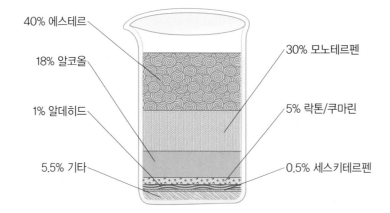

요점 정리
- 버가못 잎은 얼그레이 차의 맛을 더하는데 사용된다.
- 버가못 나무는 이탈리아 버가모(Bergamo)라는 곳의 이름을 따서 붙여졌으며, 이곳에서 처음 버가못을 팔았다.
- 버가못은 향수의 일반 요소이며 특히 오드콜론에 많이 사용된다.
- 버가못 열매는 과육이 너무 시어서 먹을 수는 없다.

! 주의 사항
- 고농축 상태에서는 피부에 자극을 줄 수 있음.
- 버가못은 버갑텐(푸로쿠마린)이라는 화학 물질 때문에 광과민성이 있다. 버갑텐 성분이 없는 버가못을 대신 사용할 수 있다.

■ **Citrus bergamia**

Bergamot

살균제-여드름, 지성 피부, 부스럼, 피부 감염,
벌레 물린데, 상처, 종기, 기관지염, 방광염 등에 사용

항우울제/신경증-신경쇠약,
스트레스와 관련된 문제로
인한 우울증

기분 전환 /진정-생리 전 증후
군, 불안, 불면증, 건선, 스트레
스와 관련된 문제 등에 사용

이뇨제-체액 정체, 셀룰라이트에 사용

식욕 촉진제-식욕 촉진에
효과적

항바이러스제-헤르페스, 사마귀,
인후염, 감기, 바이러스 감염에
효과적

식물의 생김새를 읽어 보고 색칠하시오.

해충퇴치제-파리, 벼룩,
기타 곤충을 퇴치함

소화제-소화불량, 복통, 복부팽만,
과민성 대장증후군에 사용

113

■ Essential Oil Notes
블랙 페퍼—PIPER NIGRUM

- 식 물 생 김 새: 하트 모양의 초록색 잎과 작은 흰 꽃이 피는 관목. 열매가 익어 가면 색이 빨간색에서 검은색으로 변함
- 식 물 과: Piperaceae
- 노 트: 미들(Middle)
- 추 출 법: 거의 익은 열매를 증기 증류법(steam distillation)에 의해 추출
- 생 산 지: 원산지는 인도이고, 중국, 인도네시아, 말레이시아 등지에서 생산
- 잘 섞이는 오일: 바질, 버가못, 카제풋, 사이프러스, 유칼립투스, 프랑킨센스, 제라늄, 진저, 그레이프후르츠, 라벤더, 레몬, 마조람, 파인, 로즈마리, 샌달우드, 티트리, 일랑일랑

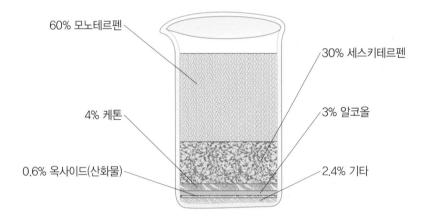

60% 모노테르펜
30% 세스키테르펜
4% 케톤
3% 알코올
0.6% 옥사이드(산화물)
2.4% 기타

요점 정리
- 블랙 페퍼는 인도에서 4000년 이상 사용되고 있다.
- 로마인들은 블랙 페퍼를 무척 높이 평가해서 동전 대신에 이 허브로 세금을 받았다.
- 블랙 페퍼와 화이트 페퍼는 같은 식물에서 추출한다. 그러나 다른 점은 씨앗의 조제이다.
- 에센셜 오일은 화이트 페퍼 보다는 블랙 페퍼가 향이 좋고, 더 많은 에센셜 오일을 함유하기 때문이다.
- 이 오일은 음식에 맛을 내는데 사용되는 후추 열매에서 생산된다.

! 주의 사항
- 임신 중 사용 금지
- 동종요법 치료를 받는 사람에게 사용 금지
- 고농축 상태에서 자극을 일으킬 수 있음.

■ **Piper nigrum**
Black pepper

진경제-근수축, 경련, 과민성 대장증후군에 사용

위장 내 가스 배출/소화제
-변비, 구역질, 설사,
과민성 대장증후군,
소화불량, 복통,
복부팽만 등에 사용

거담제-만성기관지염, 감기,
기침, 독감, 카타르에 사용

피부 발적제-근육염,
류마티즘, 염좌(삐임),
동상, 오한, 타박상에 사용

항독성제-식중독에 효과적

식욕억제제-식욕 감소에
효과적

식물의 생김새를 읽어 보고 색칠하시오.

이뇨제-체액정체,
셀룰라이트에 사용

해열제-발열에 사용

진통제-두통, 근육통,
경직, 신경통, 치통에 사용

■ **Essential Oil Notes**

카제풋–MELALEUCA CAJEPUT

- 식 물 생 김 새: 두껍고 끝이 뾰족한 초록색 잎과 흰꽃이 피는 큰 상록수. 유연한 나무줄기에 약간 흰색의 껍질이 붙음
- 식 물 과: Myrtaceae
- 노 트: 탑(Top)
- 추 출 법: 잎, 가지, 꽃봉오리의 증기 증류법(steam distillation)
- 생 산 지: 말레이시아와 오스트레일리아
- 잘 섞이는 오일: 버가못, 블랙 페퍼, 클로브, 유칼립투스, 제라늄, 진저, 레몬, 페퍼민트, 파인, 로즈마리, 티트리, 타임

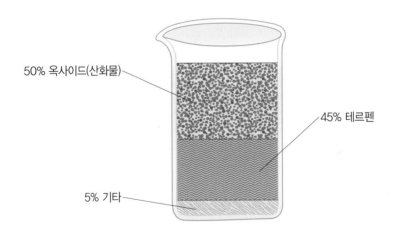

50% 옥사이드(산화물)

45% 테르펜

5% 기타

요점 정리

- 카제풋은 말레이시아 단어 caju-puti를 따서 명명된 것이고, 의미는 하얀나무, 하얀 나무껍질을 의미한다.
- 카제풋은 살균 성분과 진통(마취)성분 때문에 오스트레일리아 원주민에 의해 전통적으로 사용됨.
- 카제풋은 Myrtaceae과의 아종인 Melaleuca군의 하나이다. 이 과의 모든 식물은 감염을 막을 수 있고, 가끔은 예방할 수도 있다.
- 유칼립투스, 티트리, 클로브도 이 과에 속한다.
- 뿌리의 용매 추출법으로 오일이 생산되지만 주로 식료품 착색제로 사용된다.

! 주의 사항

- 무독성이지만 피부에 자극을 줄 수 있으므로 사용 전에 잘 희석해야 한다.

■ Melaleucal cajeputi
Cajeput

항균제–감기, 독감, 기관지염, 부스럼, 여드름,
방광염, 정맥동염, 부비강염 등 감염에 사용

살균제–감기, 후두염, 방광염,
여드름, 벌레 물린데 사용

수렴제–모공 수축을
도와주므로 지성 피부에
효과적임

거담제–카타르,
기침, 흉부 감염에
효과적

진통제–인후염, 두통,
치통, 통풍, 근육통,
귀앓이, 신경통에 사용

진경제–천식, 근육통,
과민성 대장증후군, 복통,
생리통에 효과적

해열제–열을 내리게 함

식물의 생김새를 읽어 보고 색칠하시오.

살충제–벼룩, 이와 같은 곤충 제거

■ Essential Oil Notes

캐롯시드-DAUCUS CAROTA

- 식 물 생 김 새: 초록잎, 갈색 씨앗, 흰꽃의 채소
- 식 물 과: Umbelliferae
- 노 트: 미들(Middle)
- 추 출 법: 씨앗 증기 증류법(steam distillation)
- 생 산 지: 유럽, 아시아, 북아프리카. 현재는 프랑스가 주요 산지임.
- 잘 섞이는 오일: 버가못, 사이프러스, 펜넬, 제라늄, 오렌지, 로즈마리, 로즈앱솔루트, 로즈오또, 샌달우드

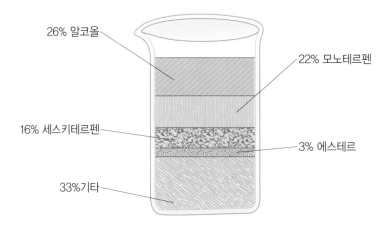

26% 알코올
22% 모노테르펜
16% 세스키테르펜
3% 에스테르
33%기타

요점 정리

- 캐롯시드 에센셜 오일은 우리가 보통 먹는 당근에서 추출할 수 있으나 일반적으로는 야생에서 자라는 당근으로부터 오일을 추출한다.
- 캐롯시드는 간 해독 작용 때문에 뛰어난 혈액 정화제로 사용된다.
- 캐롯시드 오일은 비타민 A, B_1, B_2 그리고 C가 풍부하다.

! 주의 사항

- 임신 기간 중에 사용 금지

■ **Daucus carota**
Carrot seed

세포 재생/피부 토닉–화농성 피부,
주름살, 습진, 건선, 마른버짐,
피부염, 화상, 궤양, 상처, 동상,
탈모 등에 효과적

구풍제–복부팽만, 소화불량,
설사, 복통과 같은 소화 관련
문제에 효과적

강장제/해독제–간, 쓸개에
효과적임

월경촉진제–생리 불순,
무월경에 효과적

이뇨제/해독제–체액정체,
셀룰라이트에 사용

식물의 생김새를 읽어 보고 색칠하시오.

면역자극제–면역체계
증강을 촉진시킴

■ Essential Oil Notes
시더우드(아틀라스)–CEDRUS ATLANTICA

- 식 물 생 김 새: 40미터까지 자라는 상록수. 작고, 길고, 뾰족한 초록색 잎과 갈색의 구과가 있음.
- 식 물 과: Pinaceae
- 노 트: 베이스(Base)
- 추 출 법: 나무 증기 증류법(steam distillation)
- 생 산 지: 모로코, 레바논.
- 잘 섞이는 오일: 버가못, 사이프러스, 프랑킨센스, 재스민, 쥬니퍼, 라벤더, 레몬, 네롤리, 패출리, 오렌지, 샌달우드, 로즈, 로즈마리, 베티버, 일랑일랑

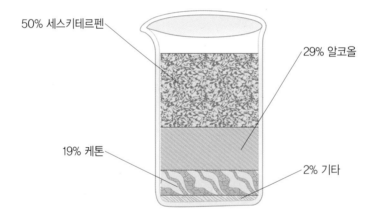

50% 세스키테르펜
29% 알코올
19% 케톤
2% 기타

요점 정리

- 이집트인들은 미이라 방부처리용으로 이 오일을 사용했다.
- 시더우드 에센셜 오일은 향수에서 향이 오랫동안 유지되는 것을 도와주는 휘발억제제이다.
- 서너 개의 나무에서 시더우드 에센셜 오일로 판매되는 오일을 생산한다. 그래서 그 오일이 Cedrus atlantica로부터 추출한 것인지 확인한다.
- 시더우드는 옷장과 같은 가구를 만드는데 사용되었다. 오일이 나무에 많이 포함되어 있어서 가구는 매우 향기롭고, 방충제 역할도 한다.

! 주의 사항

- 임신 기간 중에 사용 금지

■ **Cedrus atlantica**
Cedarwood (Atlas)

살충제/방충제–곤충을 쫓거나 죽이는데 사용

살균제–감염에 사용함

순환촉진제–혈액 순환과 림프순환에 효과적

거담제–카타르, 기침, 기관지염에 효과적

항진균제–무좀, 진균(곰팡이)성 질환에 사용

진정제–불안, 스트레스성 질환, 무리한 활동, 긴장 등에 효과적

항균제–여드름, 박테리아 감염 피부, 부스럼(종기) 등에 사용

이뇨제–수분정체, 셀룰라이트, 비만에 효과적

식물의 생김새를 읽어 보고 색칠하시오.

항지루제–피지분비가 많은 지성 피부에 효과적

■ Essential Oil Notes

카모마일(저먼)–MATRICARIA RECUTICA

- 식 물 생 김 새: 초록색 잎과 데이지 같은 꽃(노란 꽃과 하얀 꽃)이 피는 약초
- 식 물 과: Compositae
- 노 트: 미들(Middle)
- 추 출 법: 꽃 증기 증류법(steam distillation)
- 생 산 지: 유럽, 아시아. 현재는 전 세계에서 널리 재배됨.
- 잘 섞이는 오일: 버가못, 캐롯시드, 클라리 세이지, 제라늄, 재스민, 라벤더, 패츌리, 네롤리, 로즈, 로즈우드, 샌달우드, 일랑일랑

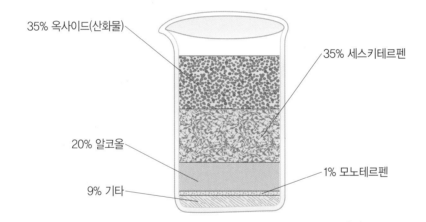

35% 옥사이드(산화물)

35% 세스키테르펜

20% 알코올

1% 모노테르펜

9% 기타

요점 정리

- 서로 다른 화학형(케모 타입)의 존재로 저먼 카모마일에는 한 해에서 그 다음해까지 약간의 변화가 있을 수 있다.
- 이 오일은 샴아줄렌(chamazulene)이라는 화학 물질을 포함하고 있으며, 그것 때문에 오일이 진한 파란 색(deep blue)을 띠고 있다.
- 저먼 카모마일은 간을 재생시키는 특성을 가지고 있다.
- 카모마일 꽃에서는 사과 같은 항이 난다.

■ Matricaria recutita
Chamomile (German)

항알레르기제–알레르기, 민감성 피부에 효과적

항염증제–건선, 습진, 부스럼(종기),
여드름, 화상, 농양, 베인 상처, 근육통,
대장염(결장염), 관절염, 방광염,
염좌(삐임), 피부염, 염증을 일으킨 피부,
벌레 물린데, 궤양, 근막염 등에 사용

외상치료제–화상,
베인 상처,
일반 상처에 사용

진경제–설사, 생리통,
경련에 효과적

항우울제–우울증,
불안, 생리 전 증후군,
두통, 불면증,
스트레스와 관련된
문제들에 사용

소화제–소화불량, 구역질,
과민성 대장증후군에 사용

식물의 생김새를 읽어 보고 색칠하시오.

진통제–귀앓이, 치통, 신경통, 편두통, 근육통에 효과적

■ Essential Oil Notes

카모마일(마록)–ORMENIS MULTICAULIS

- 식 물 생 김 새: 초록색 잎과 관처럼 생긴 노란 꽃이 피는 약초
- 식 물 과: Compositae
- 노 트: 미들(Middle)
- 추 출 법: 꽃 증기 증류법(steam distillation)
- 생 산 지: 아프리카, 남부스페인. 현재는 널리 생산 됨. 오일은 모로코에서도 추출되고 있음.
- 잘 섞이는 오일: 시더우드, 사이프러스, 프랑킨센스, 라벤더, 베티버

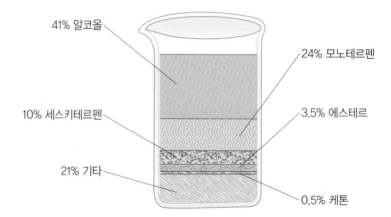

41% 알코올

24% 모노테르펜

10% 세스키테르펜

3.5% 에스테르

21% 기타

0.5% 케톤

요점 정리

- 이 오일은 향과 화학구조가 저먼 카모마일, 로만 카모마일과 다르므로 대체할 수 없다.
- 식물학적으로 저먼 카모마일, 로만 카모마일과는 관계가 멀지만 모양으로는 약간 비슷하다.

■ *Ormenis multicaulis*

Chamomile (Maroc)

진정제–불면증, 스트레스와 긴장, 불안에 효과적

진경제–생리통, 근육경련, 경련, 과민성 대장증후군, 복통에 사용

항균제–부스럼, 여드름, 베인 상처, 농양, 상처, 감기, 인후염, 박테리아 감염에 효과적

신경강장제/항우울제–우울증, 불안, 생리 전 증후군, 두통, 불면증, 스트레스와 관련된 문제에 효과적

항우울제–우울증, 불안, 생리 전 증후군, 두통, 불면증, 스트레스와 관련된 문제들에 사용

식물의 생김새를 읽어 보고 색칠하시오.

월경촉진제–생리 불순이나 무월경에 사용

■ **Essential Oil Notes**

카모마일(로만)–ANTHEMIS NOBILIS

- 식 물 생 김 새: 초록색 잎과 데이지 같은 꽃(노란 꽃과 흰 꽃)이 피는 약초. 꽃의 크기는 저먼 카모마일 보다 더 크다.
- 식 물 과: Compositae
- 노 트: 미들(Middle)
- 추 출 법: 꽃 증기 증류법(steam distillation)
- 생 산 지: 스페인, 서부유럽, 영국, 프랑스, 미국, 이탈리아에서 생산됨.
- 잘 섞이는 오일: 버가못, 클라리 세이지, 제라늄, 라벤더, 레몬, 마조람, 네롤리, 오렌지, 로즈압솔루트, 로즈오또, 로즈우드, 샌달우드, 일랑일랑

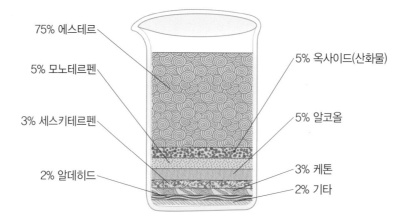

75% 에스테르
5% 모노테르펜
3% 세스키테르펜
2% 알데히드

5% 옥사이드(산화물)
5% 알코올
3% 케톤
2% 기타

요점 정리
- 카모마일 샴푸는 금발머리를 건강하게 유지하는데 도와준다.
- 이 오일은 높은 에스테르 함유로 마음을 가라앉히고, 심신의 긴장을 풀어 주며, 진정시키는 작용을 한다.
- 이 오일은 아이들에게 사용할 수 있는 대중적인 오일이다.
- 카모마일과 라벤더는 그 사용과 특성이 종종 중복되는 경향이 있다(효능이 유사하다).

■ Anthemis nobilis

Chamomile (Roman)

진통제–편두통, 두통, 치통, 귀앓이, 관절통증, 근육통에 사용

해열제–열을 내리는데 사용

진정제–불면증, 흥분상태, 편두통, 신경성 천식에 사용

상처치료제–부스럼(종기), 화상, 상처에 사용

항염증제–습진, 류머티즘, 관절염, 피부염, 건선, 베인 상처, 곤충에 물린 곳, 화상에 사용

구풍제–복부팽만, 구역질, 소화기 문제, 소화불량에 사용

식물의 생김새를 읽어 보고 색칠하시오.

진경제–과민성 대장증후군, 근육경련, 경련, 생리통에 사용

항균제–여드름, 부스럼, 농양, 베인 상처, 방광염, 피부 감염에 사용

월경촉진제–생리 불순, 무월경에 사용

127

■ **Essential Oil Notes**

클라리 세이지–SALVIA SCLAREA

- 식 물 생 김 새: 큰 초록잎과 작은 자줏빛 꽃 또는 파란꽃이 달린 허브
- 식　　물　　과: Llamiaceae
- 노　　　　　　트: 탑/미들(Top/Middle)
- 추　　출　　법: 잎과 꽃 증기 증류법(steam distillation)
- 생　　산　　지: 러시아, 프랑스
- 잘 섞이는 오일: 버가못과 다른 감귤계 오일, 사이프러스, 프랑킨센스, 제라늄, 재스민, 쥬니퍼, 라벤더, 파인, 샌달우드

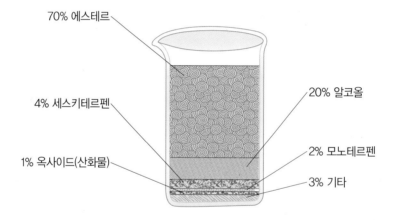

70% 에스테르
20% 알코올
4% 세스키테르펜
2% 모노테르펜
1% 옥사이드(산화물)
3% 기타

요점 정리

- 이 오일은 모발 성장을 촉진시킨다.
- 클라리 세이지는 1562년 영국에 소개 되었으며 맥주를 양조할 때 호프 대신 사용된다.
- 이 오일은 임산부 분만을 도와주는데 사용된다.
- 중세 시대에는 '맑은 눈'으로 알려져 있어서 , 눈의 이물질을 없애는 데 사용하였다.

! 주의 사항

- 임신 기간 중에 사용 금지
- 이 오일이 알코올 효과를 증가시킬 수 있어, 가위눌림 현상이 나타나기 때문에 음주 시 사용을 피한다.
- 진정 작용이 매우 강력하게 나타날 수 있다.
- 많은 양을 사용 시 두통 유발 가능성이 있다.

■ Salvia sclarea
Clary sage

항우울제–산후 우울증을 포함한 우울증에 사용

최음제–불감증, 발기부전, 생식기능에 사용

이완제, 진정제–두통, 편두통, 생리 전 증후군, 불안, 충격, 천식, 히스테리, 스트레스 관련된 질병, 건선 등에 사용

월경촉진제–생리 불순, 무월경에 사용

항지루제–지성 피부, 지성 모발, 여드름, 종기 등에 사용

진경제–경련, 산통, 생리통, 근육경련, 천식에 사용

소화제–소화불량, 과민성 대장증후군, 설사, 복부팽만, 복통에 사용

호르몬 조절–생리 불순, 생리 전 증후군과 같은 호르몬 문제, 폐경기 호르몬 문제, 탈모증 등에 사용

식물의 생김새를 읽어 보고 색칠하시오.

혈압강하제–고혈압에 사용

살균제–여드름, 인후염, 종기, 감염 등에 사용

■ **Essential Oil Notes**
클로브(버드)–AYZYGIUM AROMATICUM

- 식 물 생 김 새: 부드럽고 회색의 줄기와 크고, 밝은 초록색 잎이 있는 가느다란 상록수. 장기간의 우기가 시작될 때, 분홍색 꽃봉오리가 피며 이것이 빨간색으로 변한다.
- 식　　물　　과: Myrtaceae
- 노　　　　트: 베이스(Base)
- 추　　출　　법: 펼쳐지지 않은 꽃봉오리 증기 증류법(steam distillation)
- 생　　산　　지: 인도네시아, 마다가스카. 현재는 아시아를 따라 많은 지역에서 자라고 있음.
- 잘 섞이는 오일: 바질, 블랙 페퍼, 카제풋, 진저, 라벤더, 레몬, 마조람, 오렌지, 페퍼민트, 로즈마리

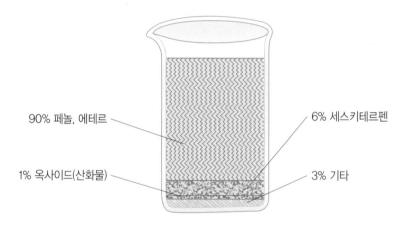

90% 페놀, 에테르　　　　6% 세스키테르펜

1% 옥사이드(산화물)　　　　3% 기타

요점 정리

- 클로브는 수천 년 동안 전염병, 특히 페스트를 예방하는 것을 도와주기 위해 사용되었다.
- 클로브는 페놀의 함량이 높아서 피부에 자극을 줄 수 있다.
- 클로브 오일은 꽃봉오리에서 추출한 오일만 사용한다. 왜냐하면 잎이나 줄기에서 추출한 것보다 페놀(유게놀)의 함량이 적기 때문에 더 안전하다.
- 두 살된 소년이 클로브 10ml를 마시고 거의 사망할 뻔 했다는 보고가 있다.

! 주의 사항

- 피부에 자극을 줄 수 있으므로 적은 양만 주의해서 사용할 것.
- 임신 기간 중에 사용 금지

■ **Syzygium aromaticum**

Clove (bud)

항균제/항바이러스제-세균 감염, 감기,
여드름, 부스럼(종기), 사마귀, 피부 감염,
인후염, 방광염, 기타 박테리아와
바이러스감염에 사용

진경제-장경련,
설사, 과민성 대장증후군,
근육경련, 생리통,
천식에 사용

항염증제-여드름, 베인 상처,
정맥동염/부비강염, 관절염,
궤양, 류머티즘, 염좌(삐임),
기관지염, 화상, 근육 염증이나
힘줄 염증에 사용

진통제-치통, 관절염,
생리통, 두통에 사용

식물의 생김새를 읽어 보고 색칠하시오.

방충제-파리, 모기, 나방
등을 쫓는데 사용

구풍제/진경제-설사, 장경련, 천식, 복통,
고창(복부팽만), 구역질, 소화불량에 사용

■ **Essential Oil Notes**
사이프러스–CUPRESSUS SEMPERVIRENS

- 식 물 생 김 새: 길고 끝이 뾰족한 초록색 잎과 갈색의 둥근 콘(구과)이 있는 상록수
- 식 물 과: Cupressaceae
- 노 트: 미들(Middle)
- 추 출 법: 잎, 꽃, 가지 증기 증류법(steam distillation)
- 생 산 지: 동지중해. 현재는 모로코, 스페인, 프랑스에서 생산됨
- 잘 섞이는 오일: 벤조인, 버가못, 캐롯, 클라리 세이지, 펜넬, 그레이프후르츠, 쥬니퍼, 라벤더, 레몬, 오렌지, 파인, 로즈마리

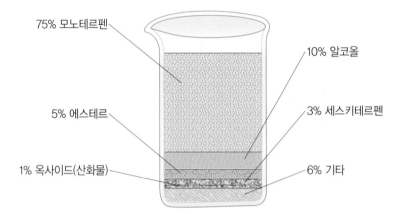

75% 모노테르펜
10% 알코올
5% 에스테르
3% 세스키테르펜
1% 옥사이드(산화물)
6% 기타

요점 정리
- 히포크라테스가 치질이 심한 환자에게 사용했다.
- 쟝 발넷 박사가 병원에서 기침을 치료하기 위해 사이프러스를 사용했다. 그는 환자 베개 아래 서너 방울의 사이프러스를 떨어뜨렸다.
- 전 세계에 분포된 많은 종류의 사이프러스 나무 중에서 Cupressus sempervirens가 가장 품질이 우수한 에센셜 오일을 생산한다.
- 사이프러스는 땀이 많이 나고 냄새나는 발을 관리하는데 효과적으로 사용한다.

■ **Cupressus sempervirens**
Cypress

진경제–경련, 천식, 기침,
생리통, 딸꾹질, 설사에 사용

수렴제–수분 정체, 요실금,
과다 발한, 치질, 정맥류 순환 장애,
모세혈관 파열, 지성 피부에 사용

방취제–과다 발한 심한
액취에 사용

이뇨제–체액 정체,
셀룰라이트에 사용

지혈제–상처, 베인 상처,
타박상, 코피에 사용

방충제–파리, 모기,
벼룩 등을 쫓음

신경 강장제/진정제–불안,
불면증, 스트레스 관련 문
제들, 흥분, 생리 전 증후군,
폐경기 증후군 등에 사용

식물의 생김새를 읽어 보고 색칠하시오.

살균제/항균제–감기, 독감, 재채기,
기관지염, 감염에 사용

■ **Essential Oil Notes**
유칼립투스(블루 검)– EUCALYPTUS GLOBULUS

- 식 물 생 김 새: 큰 상록수이다. 다 자란 나무는 길고, 좁으며 노란색 잎과 크림색/흰색의 꽃이 핀다.
- 식　물　과: Myrtaceae
- 노　　　트: 탑(Top)
- 추　출　법: 잎과 가지 증기 증류법(steam distillation)
- 생　산　지: 호주. 약 50여 종의 유칼립투스가 지중해 국가에서 발견된다.
- 잘 섞이는 오일: 바질, 카제풋, 시더우드, 프랑킨센스, 진저, 쥬니퍼, 라벤더, 레몬, 마조람, 페퍼민트, 파인, 로즈마리, 티트리, 타임

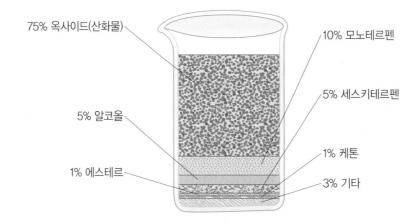

75% 옥사이드(산화물)
10% 모노테르펜
5% 세스키테르펜
5% 알코올
1% 케톤
1% 에스테르
3% 기타

요점 정리
- 700종 이상의 유칼립투스가 있다. 이 중에서 15종만 에센셜 오일을 생산하는데 사용된다.
- 높은 옥사이드 함량 때문에 이 오일은 고무적(자극 촉진)이고 따뜻하게 하는 작용이 있다.
- 호주 원주민들은 열을 내리기위해 유칼립투스 잎을 태운다.
- Myrtaceae과에서 추출된 에센셜 오일은 일반적으로 호흡기에 좋다.

! 주의 사항
- 외용으로 이 오일을 사용하는 것은 안전 하지만 복용시 매우 독성이 강하므로 간을 상하게 하거나 사망할 수 있다.
- 동종요법 치료와 병행해서 사용하지 말 것

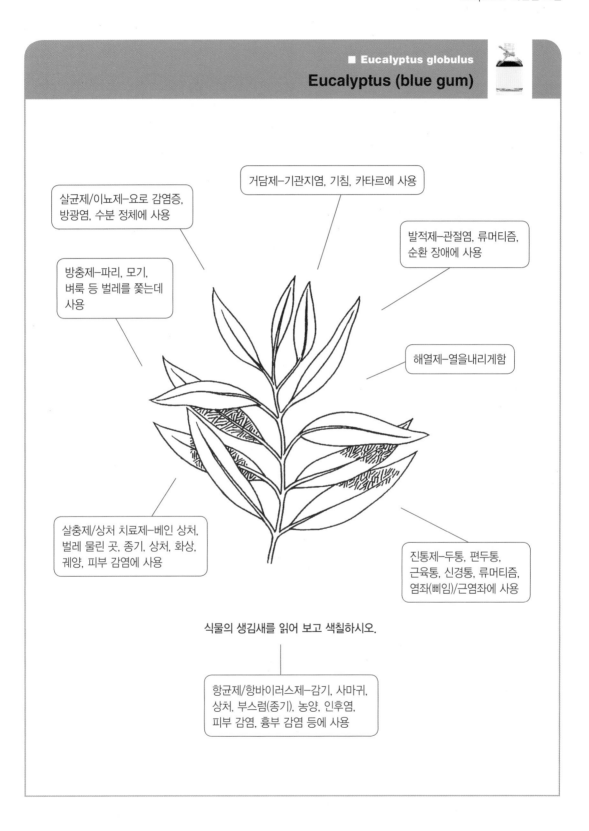

■ **Eucalyptus globulus**

Eucalyptus (blue gum)

거담제-기관지염, 기침, 카타르에 사용

살균제/이뇨제-요로 감염증, 방광염, 수분 정체에 사용

발적제-관절염, 류머티즘, 순환 장애에 사용

방충제-파리, 모기, 벼룩 등 벌레를 쫓는데 사용

해열제-열을내리게함

살충제/상처 치료제-베인 상처, 벌레 물린 곳, 종기, 상처, 화상, 궤양, 피부 감염에 사용

진통제-두통, 편두통, 근육통, 신경통, 류머티즘, 염좌(삐임)/근염좌에 사용

식물의 생김새를 읽어 보고 색칠하시오.

항균제/항바이러스제-감기, 사마귀, 상처, 부스럼(종기), 농양, 인후염, 피부 감염, 흉부 감염 등에 사용

■ **Essential Oil Notes**
펜넬(스위트)– FOENICULUM VULGARE

- 식 물 생 김 새: 초록색 줄기와 잎, 그리고 금빛이 도는 노란색 꽃이 피는 허브
- 식 물 과: Umbelliferae
- 노 트: 미들(Middle)
- 추 출 법: 씨를 잘게 부수어 증기 증류법(steam distillation)으로 추출.
- 생 산 지: 이태리, 프랑스 등 여러 나라에서 야생에서 서식한다. 바닷가 근처에서 자라기도 한다.
- 잘 섞이는 오일: 바질, 캐럿, 클라리 세이지, 사이프러스, 제라늄, 그레이프후르츠, 쥬니퍼, 라벤더, 레몬, 페퍼민트, 로즈, 로즈마리, 샌달우드.

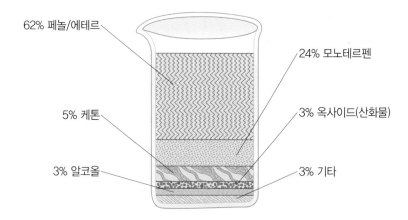

62% 페놀/에테르
24% 모노테르펜
5% 케톤
3% 옥사이드(산화물)
3% 알코올
3% 기타

요점 정리
- 펜넬은 스위트와 비터 2가지 종류가 있다. 비터 펜넬 대신 스위트 펜넬을 사용하는데 사람에 따라 민감한 반응이 나타나기 때문이다.
- 펜넬 오일은 인체의 항독 작용이 뛰어나다.
- 펜넬 차는 변비에 도움이 되는데, 소화기관의 연동작용을 강화하기 때문이다.
- 체중 감량을 할 경우 펜넬은 식욕을 감퇴시키는 효과가 있고, 부종을 줄여 주고 지방에서 생기는 독소를 제거하며 셀룰라이트를 줄이는 효과가 있다.

! 주의 사항
- 임신 중에는 사용 금지
- 간질 환자에게 사용하지 말 것

■ **Foeniculum vulgare**

Fennel (sweet)

식욕 촉진제–식욕을 자극하는데 사용

이뇨제–부종, 셀룰라이트, 비만에 사용

에스트로겐 분비 촉진제–폐경기 문제, 생리 불순, 모유 생성 주름, 근육 처짐에 사용

월경촉진제–무월경이나 생리 불순에 사용

진정제–생리통, 근육통, 딸꾹질, 과민성 대장증후군, 설사, 천식에 사용

식물의 생김새를 읽어 보고 색칠하시오.

항염제–관절염, 류마티즘, 아구창, 상처, 기관지염, 방광염에 사용

진통제–생리통, 요통, 두통, 치통에 사용

구풍제/소화제–소화불량, 변비, 복부 팽만, 구역질, 복통, 딸꾹질에 사용

■ **Essential Oil Notes**

프랑킨센스–BOSWELLIA CARTERI

- 식 물 생 김 새: 초록색 잎과 하얗거나 핑크색 꽃이 피는 키가 작은 나무
- 식 물 과: Burseraceae
- 노 트: 베이스(Base)
- 추 출 법: 나무껍질에 칼자국을 내면 송진이 흘러나온다. 송진이 굳으면 오렌지 빛을 띤 밤색 투명한 송진으로 변한다. 이 송진을 증기 증류법(steam distillation)으로 추출한다.
- 생 산 지: 원산지는 북아프리카와 홍해지역. 소말리아와 오만에서 생산된다.
- 잘 섞이는 오일: 바질, 벤조인, 버가못, 블랙 페퍼, 시더우드, 제라늄, 그레이프후르츠, 재스민, 라벤더, 레몬, 미르, 네롤리, 오렌지, 패츌리, 파인, 로즈, 로즈우드, 베티버, 일랑일랑.

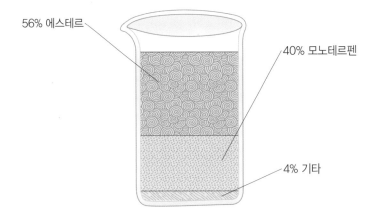

56% 에스테르
40% 모노테르펜
4% 기타

요점 정리
- 프랑킨센스는 올리바눔으로도 알려져 있다.
- 이 오일은 5000년 전부터 사용해 왔는데, 호흡을 느리게 하고 감정을 가라앉히는 효과 때문에 여러 문화권에서 원래는 향으로 사용했다.
- 이집트인은 시체 방부제로 사용했다.
- 이것은 노화 피부에 많이 쓰이는데, 피부색을 맑게 하고 주름을 개선하는 효과가 있기 때문이다.

세포 재생제/항산화제-염증 피부, 흉터, 주름, 노화가 진행되는 피부, 임신선에 사용.

외상 약-흉터, 상처, 베인 상처, 종기, 화농성 종기에 사용.

월경촉진제-고통스러운 생리와 같은 월경에 사용.

토닉/수렴제-심한 생리(과다), 치질, 지성 피부, 확장된 모세혈관, 늘어진 근육, 노화 피부에 사용.

항염제-기관지염, 방광염, 후두염, 섬유염, 염증 피부, 건선에 사용.

거담제-가래, 기침, 감기, 독감에 사용

식물의 생김새를 읽어 보고 색칠하시오.

진정제-두려움, 불면증, 신경과민, 스트레스와 관련된 문제, 천식, 호흡환기, 우울증, 산후 우울증에 사용.

■ Essential Oil Notes

제라늄–PELARGONIUM GRAVEOLENS

- 식 물 생 김 새: 초록색 잎과 분홍색 꽃이 피는 식물
- 식 물 과: Geraniaceae
- 노 트: 미들(Middle)
- 추 출 법: 꽃, 줄기, 잎 증기 증류법(steam distillation)
- 생 산 지: 중국과 이집트가 주요 생산국이다.
- 잘 섞이는 오일: 바질, 버가못, 캐럿시드, 시더우드, 클라리 세이지, 프랑킨센스, 그레이프후르츠, 재스민, 라벤더, 레몬 ,멜리사, 네롤리, 오렌지, 패츌리, 페티트그레인, 로즈, 로즈마리, 베티버, 일랑일랑.

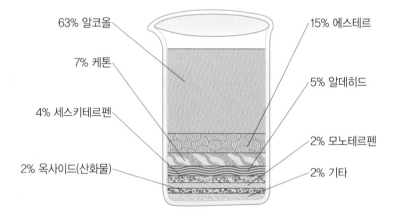

63% 알코올
15% 에스테르
7% 케톤
5% 알데히드
4% 세스키테르펜
2% 모노테르펜
2% 옥사이드(산화물)
2% 기타

요점 정리

- 제라늄은 여성에게 여러모로 도움이 되는 뛰어난 오일이다.
- 제라늄은 로즈와 향이 비슷한데, 로즈가 고가의 오일이기 때문에 대신 첨가하기도 한다.
- 거의 모든 꽃에서 추출된 오일은 항우울 작용과 살균 작용이 있다.
- 제라늄의 종류는 700가지가 넘는다.

! 주의 사항

- 민감한 피부에 부작용이 생길 수 있다.

■ Pelargonium graveolens

Geranium

호르몬 균형제–불규칙한 생리,
생리전 증후군, 폐경기에 사용

림프순환 촉진제/이뇨제–부종,
셀룰라이트에 사용

항염제–화상, 습진, 피부염, 건선,
벌레 물린데, 편도선염에 사용

항진균제–곰팡이에 의한 질환,
무좀, 백선에 사용

항우울제/이완제–두려움, 피로, 쇼크,
우울증, 스트레스와 관련된 문제에 사용

살균제–여드름, 베인 상처,
부스럼, 후두염, 잇몸 질환,
방광염 등에 사용.

식물의 생김새를 읽어 보고 색칠하시오.

부신피질 촉진제–스트레스,
폐경기 장애, 생리 전 증후군에 사용

지혈제/외상 약–베인 상처,
상처, 궤양, 멍, 가벼운 상처,
치질에 사용

■ Essential Oil Notes

진저–ZINGIBER OFFICINALE

- 식 물 생 김 새: 밤색/회색빛이 도는 뿌리와 폭이 좁은 창모양의 초록색으로 된 허브, 하얀꽃 또는 노란 꽃이 피기도 한다.
- 식   물   과: Zingiberaceae
- 노   트: 탑(Top)
- 추   출   법: 뿌리 증기 증류법(steam distillation)
- 생   산   지: 산지는 인도와 중국, 현재는 전 세계적으로 재배하고 생산한다.
- 잘 섞이는 오일: 블랙 페퍼, 카제풋, 시더우드, 클로브, 유칼립투스, 프랑킨센스, 제라늄, 그레이프후르츠, 레몬, 오렌지, 페퍼민트, 로즈마리, 티트리, 타임

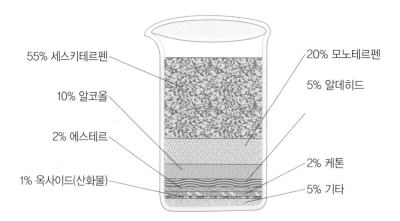

55% 세스키테르펜
10% 알코올
2% 에스테르
1% 옥사이드(산화물)
20% 모노테르펜
5% 알데히드
2% 케톤
5% 기타

요점 정리

- 중국인은 담을 없애고 심장을 강화하는 용도로 사용했다.
- 여행할 때 멀미가 나거나 구토할 때 좋은 치료제로 사용된다.
- 진저는 비스켓처럼 음식에 첨가하기도 하는데 소화기계에 뛰어난 작용을 한다.

! 주의 사항

- 민감한 피부에 부작용이 생길 수 있다.

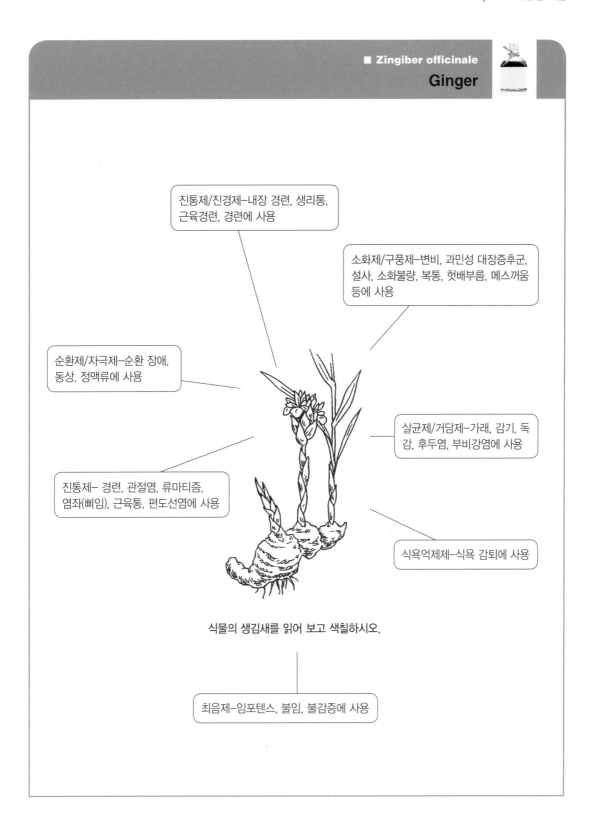

■ **Zingiber officinale**
Ginger

진통제/진경제–내장 경련, 생리통, 근육경련, 경련에 사용

소화제/구풍제–변비, 과민성 대장증후군, 설사, 소화불량, 복통, 헛배부름, 메스꺼움 등에 사용

순환제/자극제–순환 장애, 동상, 정맥류에 사용

살균제/거담제–가래, 감기, 독감, 후두염, 부비강염에 사용

진통제– 경련, 관절염, 류마티즘, 염좌(삐임), 근육통, 편도선염에 사용

식욕억제제–식욕 감퇴에 사용

식물의 생김새를 읽어 보고 색칠하시오.

최음제–임포텐스, 불임, 불감증에 사용

143

■ **Essential Oil Notes**

그레이프후르츠–CITRUS X PARADISI

- 식 물 생 김 새: 윤기 나는 초록색 잎과 커다랗고 노란 열매가 열리는 나무
- 식　물　과: Rutaceae
- 노　　　트: 탑(Top)
- 추　출　법: 열매껍질을 압착해서 추출한다.
- 생　산　지: 원산지는 아시아와 서부 인도. 현재는 많은 나라에서 재배한다.
- 잘 섞이는 오일: 바질, 버가못, 캐럿시드, 시더우드, 사이프러스, 펜넬, 프랑킨센스, 쥬니퍼, 제라늄, 진저, 라벤더, 오렌지, 로즈마리, 로즈우드, 베티버, 일랑일랑

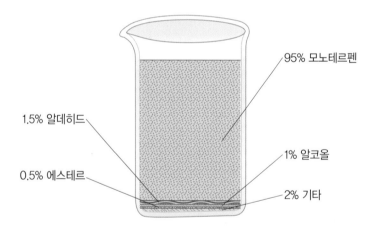

95% 모노테르펜

1.5% 알데히드

1% 알코올

0.5% 에스테르

2% 기타

요점 정리

- 이 에센셜 오일은 모노테르펜을 다량 함유하고 있어 정신적, 신체적으로 활기를 부여한다.
- 그레이프후르츠는 빨리 산화되기 때문에 유효 기간이 짧다.
- 이것은 시트러스(감귤계) 오일의 일종이지만 광독성은 없다.

■ Citrus x paradisi
Grapefruit

림프순환 촉진제-림프 순환 장애에 사용

항우울제/진정제/각성제-정신적인 피로, 환절기 장애, 우울증, 생리 전 증후군, 두통에 사용

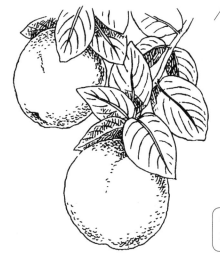

이뇨제/해독제-부종, 셀룰라이트, 비만, 신체 해독 작용, 숙취, 근육통에 사용

항바이러스/항균제-감기, 독감, 후두염, 피부 감염에 사용

식물의 생김새를 읽어 보고 색칠하시오.

수렴제- 지성 피부, 여드름, 부종, 노화 피부, 근육의 처짐, 모세혈관 확장에 사용

■ **Essential Oil Notes**
재스민–JASMIMUM OFFICINALE

- 식 물 생 김 새: 밝은 녹색의 잎사귀와 별 모양의 하얀 꽃이 피는 관목 상록수
- 식 물 과: Oleaceae
- 노 트: 베이스(Base)
- 추 출 법: 꽃으로부터 이산화 탄소법이나, 냉침법 또는 용매 추출법. 에센셜 오일은 앱솔루트에서 증기 증류법(steam distillation)으로 생산된다.
- 생 산 지: 원산지 중국과 인도. 하지만 프랑스, 이태리, 모로코, 이집트에서도 생산된다.
- 잘 섞이는 오일: 버가못, 시더우드, 클라리 세이지, 프랑킨센스, 제라늄, 라벤더, 멜리사, 네롤리, 오렌지, 로즈, 로즈우드, 샌달 우드, 일랑일랑, 실제로 재스민은 어느 오일과도 잘 섞인다.

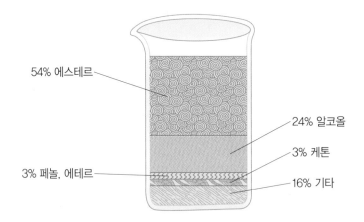

54% 에스테르

24% 알코올

3% 케톤

3% 페놀, 에테르

16% 기타

요점 정리
- 이 오일은 소량의 오일을 생산하기 위해 엄청나게 많은 양의 꽃이 필요하기 때문에 비싸다.
- 출산 시 통증을 덜어주고 자궁수축에도 도움이 된다.
- 꽃 향이 가장 강한 밤에 꽃을 딴다.
- 재스민이 처음 유럽(스페인)에 들여 온 때가 1600년대이다.
- 재스민 오일은 남성의 성기관을 튼튼하게 하고 전립선을 확장하는데 도움이 된다.

! 주의 사항
- 임신 중에는 사용 금지

■ **Jasminum officinale**
Jasmine

진정제/항우울제– 공포, 우울증, 불면,
생리 전 증후군, 스트레스 연관된 문제점,
출산 후 우울증에 사용

최음제–불감증, 연애에
도움이 된다

진정제 –근육경련, 분만통,
월경통, 경련,
과민성 대장 증상에 사용

세포 재생제– 상처 부위,
임신선, 화농 피부, 건성 피부,
주름에 사용

호르몬 균형제–생리 전 증후군,
폐경기 문제점,
출산 후 우울증에 사용

식물의 생김새를 읽어 보고 색칠하시오.

살균제/거담제– 감기, 기침, 가래에 사용

■ Essential Oil Notes
쥬니퍼–JUNIPERUS COMMUNIS

- 식 물 생 김 새: 뾰족한 녹색잎, 작은 꽃과 첫 해에는 녹색이었다 2년, 3년째에 검은색으로 변하는 작은 열매가 열리는 관목
- 식 물 과: Cupressaceae
- 노 트: 미들(Middle)
- 추 출 법: 열매를 사용한 증기 증류법(steam distillation)
- 생 산 지: 원산지는 프랑스, 이태리, 캐나다, 스칸디나비아인데 지금은 널리 알려져서 특히 유럽의 다른 지역에서도 생산된다.
- 잘 섞이는 오일: 벤조인, 버가못, 시더우드, 사이프러스, 펜넬 ,프랑켄신스, 제라늄, 그레이프후르츠, 오렌지, 라벤더, 레몬, 레몬그라스, 로즈마리, 샌달우드

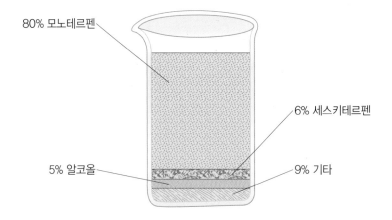

80% 모노테르펜
6% 세스키테르펜
5% 알코올
9% 기타

요점 정리
- 쥬니퍼 열매는 증류술(진)을 만드는데 이용한다.
- 잎과 가지에서는 저급 오일이 생산된다.
- 15, 6세기에는 식물학자들은 쥬니퍼로 전염병을 예방하였다.
- 쥬니퍼의 가장 중요한 특성은 해독성이다.

! 주의 사항
- 임신 중 사용을 피할 것
- 신장병을 앓는 사람은 사용하지 말 것

신경 강장제/진정제– 공포, 불면증, 생리 전 증상, 스트레스와 관련된 문제, 건선, 습진에 사용

진경제–생리통, 근육통에 사용

해독제/이뇨제–통풍, 관절 문제, 셀룰라이트, 부종, 방광염, 숙취, 건선, 비만에 사용

월경촉진제–불규칙한 생리나 생리가 없을 때 사용

수렴제–출혈, 체액정체, 지성 피부, 지성 두피에 사용

식욕 증진제–식욕이 없을 때 사용

발적제 —근육통, 통증, 순환 장애에 사용

외상 약–상처, 궤양, 베인 곳, 피부염에 사용

식물의 생김새를 읽어 보고 색칠하시오.

살균제–여드름, 감기, 독감, 감염, 베인 상처, 상처, 벌레 물린데, 종양, 방광염에 사용

■ **Essential Oil Notes**
라벤더–LAVENDULA ANGUSTIFOLIA

- 식 물 생 김 새: 녹색을 띤 좁은 잎과 자줏빛을 띤 청색꽃이 피며 숲 형태로 자라는 관목 상록수
- 식 물 과: Lamiaceae
- 노 트: 미들(Middle)
- 추 출 법: 꽃과 줄기를 이용한 증기 증류법(steam distillation)
- 생 산 지: 지중해에 위치한 산간 지역이 원산지. 현재는 영국, 프랑스 등과 같이 여러 나라에서 재배되고 있다.
- 잘 섞이는 오일: 벤조인, 버가못, 카모마일, 클라리 세이지, 제라늄, 재스민, 레몬, 오렌지, 패츌리, 파인, 타임, 로즈마리, 로즈우드, 일랑일랑 등 거의 모든 오일과 잘 섞인다.

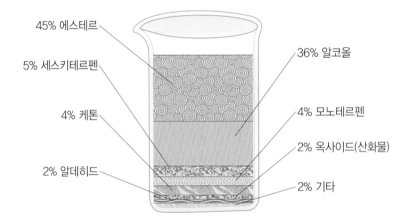

45% 에스테르
5% 세스키테르펜
4% 케톤
2% 알데히드

36% 알코올
4% 모노테르펜
2% 옥사이드(산화물)
2% 기타

요점 정리
- 라벤더는 원액 그대로 피부에 사용할 수 있다.
- 라벤더는 다른 오일과 섞이면 치료 효과가 더 좋아진다.
- 고지에서는 자란 라벤더에는 더 많은 에스테르가 함유되어 있다.
- 라벤더를 키울 때 살충제가 필요 없는데 그 이유는 그 자체로 살충 효과가 있기 때문이다.

■ **Lavendula angustifolia**
Lavender

이완제/진정제/항우울제–우울증, 공포, 쇼크, 신경과민, 불면증, 두통, 편두통, 생리 전 증후군, 스트레스와 관련된 상태에 사용

진통제/소염제–습진, 벌레 물린데, 방광염, 멍, 손·발목뼘, 접질림, 화상, 건선, 근육통, 관절염, 치통, 류마티즘, 피부염, 기관지염, 결막염, 귀 통증에 사용

진정제 /진경제– 장경련, 근육경련, 생리통, 복통, 천식, 설사, 복부팽만에 사용

월경 촉진제 –무월경이나 불규칙한 생리에 사용

항진균제–무좀, 백선, 곰팡이류, 감염된 곳에 유용하게 쓰인다.

살균제 –여드름, 사마귀, 부스럼, 베인 상처, 감기, 유행성 독감, 감염, 종기, 인후염에 사용

혈압강하제– 고혈압에 사용

식물의 생김새를 읽어 보고 색칠하시오.

외상 약– 상처, 베인 상처, 흉터에 사용

■ Essential Oil Notes

레몬-CITRUS LIMON

- 식 물 생 김 새: 초록잎사귀에 노란 열매가 열리는 키가 작은 상록수
- 식 물 과: Rutaceae
- 노 트: 탑(Top)
- 추 출 법: 열매껍질을 이용한 압착법(expression)
- 생 산 지: 인도가 원산지이나 지금은 지중해 전역과 캘리포니아 등 널리 분포되어 있다.
- 잘 섞이는 오일: 벤조인, 버가못, 시더우드, 클로브, 유칼립투스, 펜넬, 프랑켄신스, 진저, 쥬니퍼, 라벤더, 레몬그라스, 만다린, 네롤리, 로즈, 로즈마리, 샌달우드, 일랑일랑

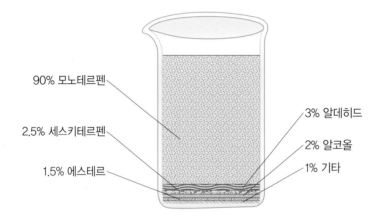

90% 모노테르펜
2.5% 세스키테르펜
1.5% 에스테르
3% 알데히드
2% 알코올
1% 기타

요점 정리
- 1kg의 레몬 에센셜 오일을 생산하는데 약 3,000개의 레몬이 사용된다.
- 레몬은 비타민 A, B와 C를 함유하고 있는 비타민이 가장 풍부한 오일 중 하나이다.
- 레몬의 특성을 살펴보면 왜 레몬이 감기나 독감 치료에 도움이 되는지 알 수 있다.
- 일본에서 연구한 결과 레몬은 집중력 향상에 도움을 준다는 것을 알게 되었다.
- 레몬은 약 47종류가 있다.

! 주의 사항
- 피부 자극이 생길수 있으므로 캐리어 오일과 희석을 잘 해야 한다.
- 광독성이 있으므로 직사광선을 피한다.

■ **Citrus limon**

Lemon

항균제-감기 /독감, 인후통, 복통, 사마귀, 가래, 기침, 기관지염, 여드름, 베인 상처, 상처, 종기, 결막염에 사용

수렴제/토닉-지성 피부, 셀룰라이트, 치질, 부종, 비만, 정맥류, 모세혈관 확장에 사용

해열제-열 나는데 사용

발적제 -관절염, 류마티즘, 순환 장애, 탈모증에 사용

항바이러스제 -감기/목감기, 사마귀, 물사마귀에 도움이 된다.

식물의 생김새를 읽어 보고 색칠하시오.

지혈제 -코피와 같은 심하지 않은 상처에 사용

혈압강화제-고혈압에 사용

강장제-순환기계, 소화기계에 사용

■ **Essential Oil Notes**
레몬그라스–CYMBOPOGON CITRATUS

- 식 물 생 김 새: 노란색 초록색이 섞인 향기 나는 풀로 키가 크고 빨리 자란다.
- 식   물   과: Gramineae
- 노   트: 탑(Top)
- 추   출   법: 풀잎을 곱게 썰어서 증기 증류법(steam distillation)으로 추출한다.
- 생   산   지: 원산지는 인도. 지금은 주로 아프리카 서부 인도와 열대 아시아에서 재배한다.
- 잘 섞이는 오일: 바질, 버가못, 시더우드, 제라늄, 그레이프후르츠, 라벤더, 레몬, 멜리사, 페티트그레인, 로즈마리, 티트리, 베티버

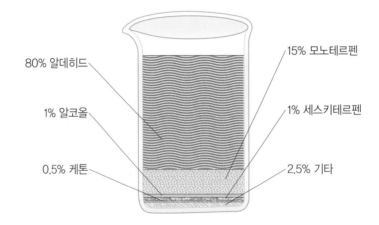

80% 알데히드
1% 알코올
0.5% 케톤
15% 모노테르펜
1% 세스키테르펜
2.5% 기타

요점 정리
- 인도에서는 전통적으로 열을 내리게 하고 감염된 병을 치료하는데 사용해 왔다.
- 레몬향이 나는 오일은 모두 방충제로 쓰이고 동물에 기생하는 벼룩이나 진드기를 예방하는데 쓰인다.
- 인도에서 연구한 결과 레몬그라스가 중추신경계에 작용하는 진정제로 쓰인다는 것을 알아냈다.
- 이 오일은 멜리사와 같이 더 비싼 오일과 섞어서 사용하기도 한다.
- 알데히드 함량이 높기 때문에 진정 작용, 평안하게 하고 이완시키는 작용을 한다.

! 주의 사항
- 자극이나 민감한 반응이 생길 수 있으므로 희석을 잘 해야 한다.

■ **Cymbopogon citratus**
Lemongrass

구풍제–(위장 내의 가스를 배출하는 작용)
복부팽만이나 소화불량과 같은 소화기계
문제점에 사용

방충제 –벼룩, 파리, 모기, 이를 쫓는다.

항우울제/진정제–우울증, 공포에 사용

항균물질–비듬, 박테리아,
바이러스 등에 감염된 피
부에 사용

해열제–열이 났을 때
유용하게 쓰인다.

항진균제–무좀,
백선, 아구창, 곰팡이
균이 생긴 곳에 사용

식물의 생김새를 읽어 보고 색칠하시오.

진통제–근육통, 통증, 두통,
편두통, 인후통에 사용

살균제–여드름, 감기, 독감,
감염, 상처, 벌레 물린데 사용

■ Essential Oil Notes
만다린-CITRUS RETICULATA

- 식 물 생 김 새: 초록 잎사귀에 오렌지색 열매가 열리는 나무
- 식   물   과: Rutaceae
- 노   트: 탑(Top)
- 추   출   법: 과일 껍질을 압착하여 추출
- 생   산   지: 원산지는 중국, 현재는 전 세계적으로 재배된다
- 잘 섞이는 오일: 버가못, 블랙 페퍼, 카모마일(로만과 저먼), 클로브, 그레이프후르츠, 재스민, 라벤더, 레몬, 마조람, 네롤리, 오렌지, 페티트그레인, 로즈, 샌달우드, 일랑일랑

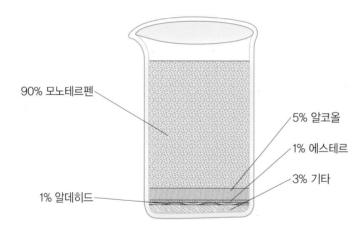

90% 모노테르펜

5% 알코올

1% 에스테르

3% 기타

1% 알데히드

요점 정리
- 만다린은 부드러운 오일로서 어린이, 임산부나 나이 든 사람에게 이상적이다.
- 이 과일은 만다린이라고 하며 전통적으로 중국의 선물로 사용했다.
- 이 오일은 네롤리와 윗 점 오일(wheat germ oil, 맥아유)과 섞어서 임신 중에 생기는 임신선을 방지하는 데 사용한다.

■ **Citrus reticulata**

Mandarin

세포 재생-임신선, 흉터 주름에 사용

진정제-불면증, 쇼크, 공포,
스트레스와 관련된 문제에 사용

진경제-딸국질, 천식, 내장 경련(복통)과
만성 대장증후군에 사용

살균제-부스점, 여드름,
베인 상처, 벌레 물린데,
감염에 사용

식물의 생김새를 읽어 보고 색칠하시오.

이뇨제-부종, 셀루라이트,
비만에 사용

강장제/구풍제/소화제-소화불량,
과민성 대장증후군, 복부팽만, 변비,
구역질에 사용

■ Essential Oil Notes

마조람(스위트)−ORIGANUM MARJORANA

- 식 물 생 김 새: 진녹색의 타원 형 잎사귀와 작고 하얀 꽃송이가 피는 허브
- 식 물 과: Lamiaceae
- 노 트: 미들(Middle)
- 추 출 법: 식물 전체를 증기 증류법(steam distillation)으로 추출
- 생 산 지: 원산지는 지중해 지역 북아프리카와 이집트 프랑스 이집트와 튀니지에서 생산된다.
- 잘 섞이는 오일: 버가못, 시더우드, 카모마일, 클로브, 사이프러스, 라벤더, 만다린, 오렌지, 로즈마리, 로즈우드, 일랑일랑

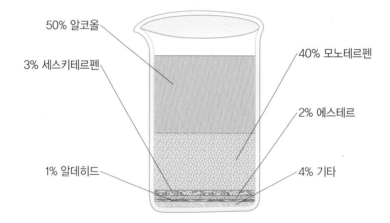

50% 알코올
3% 세스키테르펜
40% 모노테르펜
2% 에스테르
1% 알데히드
4% 기타

요점 정리

- 스위트 마조람은 타임의 종에 속하는 스페인 마조람과 구분되어야 한다.
- 마조람은 슬플 때 유용하게 쓰인다.
- Labitae과 식물은 어디서든 잘 자라며 영국의 정원에서 종종 볼 수 있다.
- 마조람은 항최음제로도 잘 알려져 있어서 금욕주의자에게 유용하게 쓰인다.

! 주의 사항

- 임신 중 사용 금지

■ Origanum marjorana

Marjoram (sweet)

거담제–감기, 독감, 기침, 가래에 사용

진정제–불면증, 우울증, 두려움, 생리 전 증후군, 스트레스와 관련된 문제에 사용

진경제–내장경련, 생리통, 천식, 근육경련, 과민성 대장 증상에 사용

진통제–두통, 편두통, 관절염, 관절, 부종, 근육통, 치통에 사용

혈압강화제–고혈압 치료제로 사용

항바이러스 ,항박테리아 거담제–가래, 기침, 감기, 독감, 기관지염, 후두염에 사용

식물의 생김새를 읽어 보고 색칠하시오.

월경촉진제–생리를 거르거나 불규칙한 생리에 사용

구풍제/소화제–소화불량, 변비, 복부팽만, 복통에 사용

■ Essential Oil Notes
멜리사—MELISSA OFFICINALIS

- 식 물 생 김 새: 초록색 잎과 작고 흰색이나 분홍빛을 띤 꽃이 피는 허브
- 식 물 과: Lamiaceae
- 노 트: 미들(Middle)
- 추 출 법: 잎과 위쪽에 피는 꽃 증기 증류법(steam distillation)
- 생 산 지: 원산지는 지중해 지역. 프랑스, 웨일즈, 아일랜드와 독일에서 생산된다.
- 잘 섞이는 오일: 버가못, 시더우드, 제라늄, 재스민, 라벤더, 레몬, 레몬그라스, 네롤리, 로즈, 스위트 마조람, 일랑일랑. 플로랄과 시트러스 오일과 잘 섞인다.

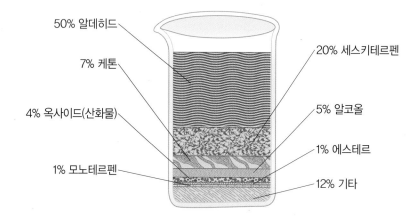

50% 알데히드
7% 케톤
4% 옥사이드(산화물)
1% 모노테르펜
20% 세스키테르펜
5% 알코올
1% 에스테르
12% 기타

요점 정리
- 진짜 멜리사 오일은 드물고 비싸기 때문에 종종 레몬이나 레몬그라스와 섞기도 한다. 꼭 믿을만한 판매상을 통해 구입하도록 한다.
- 멜리사는 레몬 밤으로도 알려져 있으며 레몬향이 난다.
- 독일에서 연구한 결과에 의하면 멜리사는 항바이러스 특성을 지니고 있어서 바이러스와 관련이 있는 독감, 헤르페스, 유행성이하선염 등을 치료하는데 쓰인다.
- 멜리사의 진정제 특성을 연구한 결과, 오일을 사용한 후 30분에서 60분 사이에 진정 작용이 증가되는 것을 알아냈고 그 효과가 약 2시간 동안 지속되었다. 이때 아주 소량을 사용했다.

! 주의 사항
- 임신 중 사용 금지
- 자극이나 민감 반응이 생길 수 도 있으니 잘 희석해야 한다.

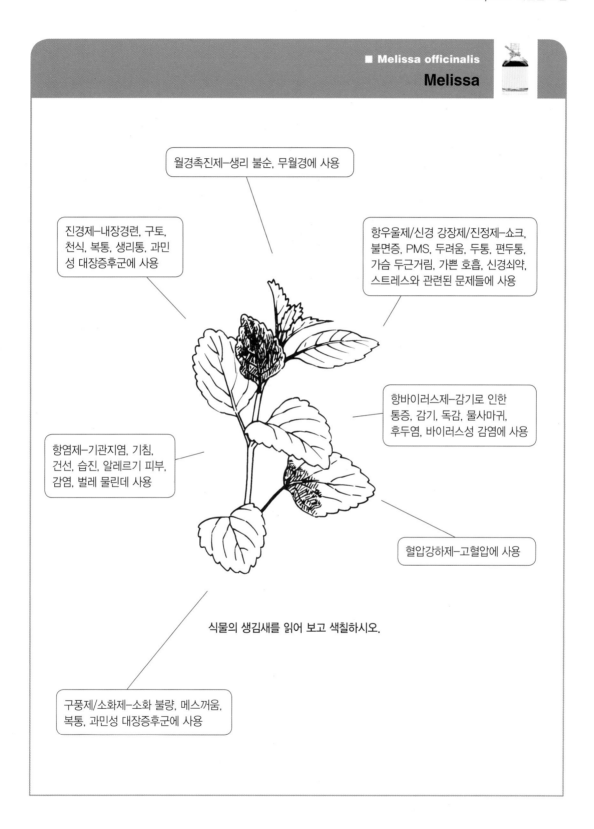

■ *Melissa officinalis*
Melissa

월경촉진제-생리 불순, 무월경에 사용

진경제-내장경련, 구토, 천식, 복통, 생리통, 과민성 대장증후군에 사용

항우울제/신경 강장제/진정제-쇼크, 불면증, PMS, 두려움, 두통, 편두통, 가슴 두근거림, 가쁜 호흡, 신경쇠약, 스트레스와 관련된 문제들에 사용

항바이러스제-감기로 인한 통증, 감기, 독감, 물사마귀, 후두염, 바이러스성 감염에 사용

항염제-기관지염, 기침, 건선, 습진, 알레르기 피부, 감염, 벌레 물린데 사용

혈압강하제-고혈압에 사용

식물의 생김새를 읽어 보고 색칠하시오.

구풍제/소화제-소화 불량, 메스꺼움, 복통, 과민성 대장증후군에 사용

■ **Essential Oil Notes**
미르–COMMIPHORA MYRRHA

- 식 물 생 김 새: 향기가 나는 초록색 잎과 작고 하얀 꽃이 피는 키 작은 나무
- 식 물 과: Burseraceae
- 노 트: 베이스(Base)
- 추 출 법: 나무껍질에 칼자국을 내면 노란색을 띤 송진이 스며 나온다. 이것이 굳어서 적갈색을 띠게 되는데 이것을 미르라 한다. 이 미르를 증류해서 오일을 얻는다.
- 생 산 지: 원산지는 아프리카와 아시아 지역의 일부. 리비아, 이란이나 홍해 근방의 준 사막 지역에서 자생한다.
- 잘 섞이는 오일: 프랑켄신스, 라벤더, 패츌리, 로즈, 로즈우드, 샌달우드, 티트리, 타임

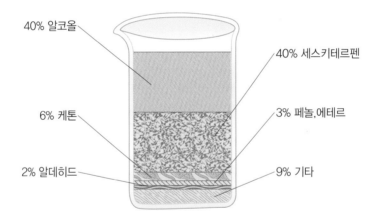

40% 알코올

40% 세스키테르펜

6% 케톤

3% 페놀,에테르

2% 알데히드

9% 기타

요점 정리

- 미르는 몇 가지 종류가 있다.
- 미르는 오래 전부터 향의 재료로 쓰여 왔고 종교 의식에서도 사용되어 왔다
- 이집트에서는 방부제로도 사용했다.
- 프랑킨센스와 미르는 같은 식물 종류이며 여러 가지 특성도 비슷하다.

! 주의 사항

- 임신 중 사용 금지

■ Commiphora myrrha
Myrrh

진통제–베인 상처, 상처,
건선, 피부염, 염증, 피부
벌레 물린 곳에 사용

항염제–기관지염, 상처, 후두염,
염증 피부, 인후염에 사용

월경촉진제–무월경,
불규칙적인 생리에 사용

외상 약–베인 상처, 궤양,
잇몸 질환에 사용

강장제/소화기계 자극제–설사,
과민성 대장증후군,
복통, 복부팽만, 치질에 사용

항진균제–아구창, 무좀, 백선,
곰팡이로 인해 생긴 질병에 사용

식물의 생김새를 읽어 보고 색칠하시오.

살균제–감기, 독감, 인후염,
감염, 부스럼에 사용

거담제– 감기, 독감, 가래, 기침에 사용

■ Essential Oil Notes

네롤리(오렌지블러섬)–CITRUS AURAUTIUM VAR. AMARA

- 식 물 생 김 새: 초록색 잎과 향기가 나는 하얀색 꽃을 피우는 상록수
- 식 물 과: Rutaceae
- 노 트: 베이스(Base)
- 추 출 법: 오렌지 꽃 증기 증류법(steam distillation) 또는 꽃 냉침법(enfleurage)
- 생 산 지: 원산지는 중국. 현재는 모로코, 튀니지아, 프랑스에서 생산
- 잘 섞이는 오일: 벤조인, 버가못, 시더우드, 카모마일(저먼과 로만), 클라리 세이지, 프랑킨센스, 제라늄,
  재스민, 라벤더, 레몬, 만다린, 미르, 오렌지, 로즈, 로즈마리, 로즈우드, 샌달우드, 일랑
  일랑. 거의 모든 플로랄계와 감귤계 오일과 잘 섞인다.

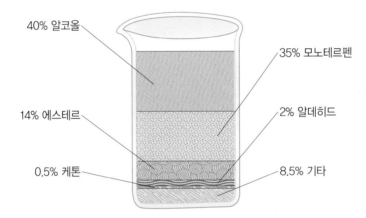

40% 알코올
35% 모노테르펜
14% 에스테르
2% 알데히드
0.5% 케톤
8.5% 기타

요점 정리

- 콘크리트(concrete)와 앱솔루트(absolute)는 바로 따낸 신선한 꽃을 용매 추출하여 생산된다.
- 이 오일은 특히, 시험이나 인터뷰와 같은 스트레스가 많은 두려운 상황에 아주 유용하게 쓰인다.
- 네롤리와 만다린은 임신선 예방에 사용하는데 배에 문지르면 흡수가 된다.
- 오렌지 플라워 워터는 토너로 쓰이기도 하고 클레이 마스크할 때 섞어 사용한다.
- 네롤리는 17세기 후반에 발견되었고 이태리의 공주 네롤라의 이름에서 따온 것이다. 베니스 사람들은 전
  염병을 치료하거나 열병을 치료하는 데 사용했다.

■ **Citrus aurantium var. amara**

Neroli (orange blossom)

방취제–과잉 발한, 몸의 악취에 사용

세포 재생제–화농 피부, 흉터, 주름, 임신선, 건성 피부에 사용

혈압강화제–고혈압에 사용

항우울제–우울증에 사용

진정제, 신경안정제–두려움, 불면증, 생리 전 증후군, 히스테리, 신경과민, 스트레스와 관련된 문제점, 가슴 두근거림에 사용

구풍제/소화제/진경제–설사, 소화불량, 복부팽만, 복통, 과민성 대장증후군에 사용

식물의 생김새를 읽어 보고 색칠하시오.

순환기계에 쓰이는 강장제–순환 장애, 정맥류에 사용

최음제–불감증, 임포텐스, 로맨스에 사용

■ **Essential Oil Notes**

오렌지(스위트)–CITRUS SINENSIS

- 식 물 생 김 새: 초록색 작살 모양의 잎사귀에 오렌지 과일이 열리는 상록수
- 식   물   과: Rutaceae
- 노   트: 탑(Top)
- 추   출   법: 과일 껍질을 이용한 압착법 또는 증기 증류법(steam distillation)
- 생   산   지: 원산지는 중국. 현재는 지중해 캘리포니아, 이스라엘과 남미에서 생산된다.
- 잘 섞이는 오일: 버가못, 클라리 세이지, 클로브, 사이프러스, 프랑킨센스, 페티트그레인, 로즈, 로즈우드, 샌달우드, 일랑일랑

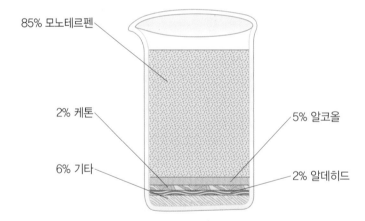

85% 모노테르펜

2% 케톤

6% 기타

5% 알코올

2% 알데히드

요점 정리

- 오렌지(감귤계 오일)의 특성은 네롤리(플라워 오일)의 특성과 유사한 부분이 많다.
- 오렌지 오일은 압착법으로 추출된 것이 증기 증류법으로 추출된 것보다 품질이 좋다.
- 오렌지 오일을 사용하면 기쁨을 느끼고 신체에 활력을 부여한다.
- Rutaceae과 식물 종류는 소화와 피부 트러블에 유용하게 쓰인다.

■ **Citrus sinensis**

Orange (sweet)

피부 강장-주름, 건성 피부,
지성 피부, 피부염, 여드름에 사용

항우울제/진정제-불면증, 두려움,
우울증, 히스테리, 쇼크, 스트레스와
관련된 문제점에 사용

소화제/구풍제-변비, 설사,
소화불량, 복부팽만,
과민성 대장증후군에 사용

혈압강화제-고혈압에 사용

해열제-열을 내리는데
유용하게 쓰인다.

식물의 생김새를 읽어 보고 색칠하시오.

항박테리아제 -감기, 독감,
기침, 기관지염에 사용

순환기계에 쓰이는 강장제-순환 장애,
정맥류에 사용

167

■ Essential Oil Notes
패츌리–POGOSTEMON CABLIN

- 식 물 생 김 새: 크고 초록색 잎과 하얀 꽃이 피는 허브
- 식 물 과: Lamiaceae
- 노 트: 베이스(Base)
- 추 출 법: 잎사귀 증기 증류법(steam distillation)법으로 추출
- 생 산 지: 원산지는 열대 아시아, 인도, 말레이시아, 인도네시아에서 생산된다.
- 잘 섞이는 오일: 버가못, 블랙 페페, 시더우드, 클라리 세이지, 클로브, 프랑킨센스, 제라늄, 진저, 라벤더, 레몬그라스, 미르, 네롤리, 로즈, 로즈우드, 샌달 우드, 발레리안, 베티버, 일랑일랑

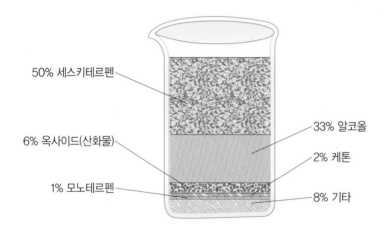

50% 세스키테르펜
33% 알코올
6% 옥사이드(산화물)
2% 케톤
1% 모노테르펜
8% 기타

요점 정리

- 패츌리는 향을 오래 유지하기 때문에 향수의 휘발 억제제로 사용한다.
- 많은 사람들은 패츌리 냄새를 싫어하므로 블렌딩 하기 전에 고객에게 향을 맡아 보도록 한다.
- 패츌리라는 이름은 인도에서 유래되었고 인도에서는 벌레 물린 곳이나 뱀에 물렸을 때 해독제로 사용했다.
- 패츌리 에센션 오일은 간혹 초록색을 띤 걸죽하고 진한 밤색이다.
- 패츌리에서 발견된 화학 물질인 패츌렌은 카모마일의 화학적 성분인 아줄렌과 구조가 비슷하며 항염 성분을 갖고 있는 것도 똑같다.

■ Pogostemon cablin
Patchouli

살균제-벌레 물린데, 여드름, 부스럼, 베인 상처, 상처, 감염에 사용

해충퇴치제-파리,각다귀, 모기 퇴치에 사용

항염제/살균제-여드름, 피부염, 건선, 습진, 종기, 염증성 피부, 화상, 알레르기 피부에 사용

항진균제-무좀, 아구창, 곰팡이균에 의한 감염에 사용

항우울제/신경안정제-우울증, 두려움, 스트레스에 사용

이뇨제-부종, 셀룰라이트, 비만에 사용

세포 재생제-주름, 건성 피부, 화농성 피부, 베인 상처, 흉터, 상처, 임신선에 사용

식물의 생김새를 읽어 보고 색칠하시오.

항균제-비듬에 사용

수렴제-지성 피부와 모발에 사용

■ **Essential Oil Notes**

페퍼민트–MENTHA PIPERRITA

- 식 물 생 김 새: 작은 초록색 잎사귀와 핑크–옅은 자주색 꽃이 피는 허브
- 식   물   과: Lamiaceae
- 노   트: 탑(Top)
- 추   출   법: 잎사귀와 꽃의 윗부분을 증기 증류법(steam distillation)으로 추출
- 생   산   지: 원산지는 유럽. 현재는 대부분 미국에서 생산된다.
- 잘 섞이는 오일: 바질, 벤조인, 버가못, 카제풋, 시더우드, 사이프러스, 유칼립투스, 펜넬, 레몬, 만다린, 마조람, 파인, 로즈마리, 타임

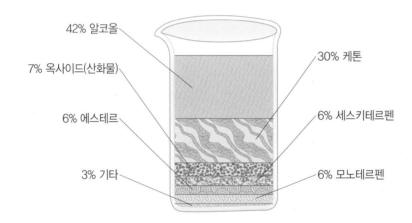

42% 알코올
7% 옥사이드(산화물)
6% 에스테르
3% 기타
30% 케톤
6% 세스키테르펜
6% 모노테르펜

요점 정리

- 페퍼민트 차는 소화에 문제가 있을 때 권할 만하다.
- 영국의 기후 조건 때문에 영국에서 자란 식물로 최고급 오일을 생산할 수 있다고 한다.
- 이것은 치약, 제과용, 의약 제품의 향신료로 사용되기도 한다.
- 페퍼민트는 곤충을 퇴치하는데 사용하지만 어린이나 애완동물에 아무런 해가 없다.
- 페퍼민트는 과민성 대장증후군 치료제인 콜페르민이라는 약의 성분으로도 쓰인다.

! 주의 사항

- 동종요법과 동시에 사용하지 말 것
- 다량 사용 시 문제가 생길 수 있다.
- 어린 아이에게는 사용하지 말 것
- 흥분 또는 자극을 유발하므로 잠들기 전에 사용하지 말 것
- 민감 반응을 일으키는 사람들도 있다는 것
- 임신 중 사용 금지

■ Mentha piperita
Peppermint

해열제-열이 날 때 사용

구풍제/소화제-소화불량, 구역질, 변비, 복부팽만, 과민성 대장증후군에 사용

항신경제/머리에 사용-정신적 피로감, 스트레스, 두려움, 건망증, 집중력에 사용

진통제-편두통, 두통, 치통, 인후염, 근육통에 사용

혈압상승제 -저혈압, 순환 장애, 정맥류에 사용

항염제- 근육통/통증, 접질림, 부비감염, 피부염, 습진, 기관지염에 사용

진경제 -복통, 설사, 구토, 위통, 근육통, 경련, 내장 경련, 생리통 천식에 사용

식물의 생김새를 읽어 보고 색칠하시오.

살균제/거담제-감기, 독감, 가래, 기침, 기관지염에 사용

월경촉진제-무월경이나 불규칙한 월경에 사용

■ **Essential Oil Notes**

페티트그레인–CITRUS AURANTIUM VAR. AMARA

- 식 물 생 김 새: 초록색 잎과 향기로운 하얀 꽃이 피는 상록수
- 식　　물　　과: Rutaceae
- 노　　　　　트: 탑(Top)
- 추　　출　　법: 잎사귀와 쓴 오렌지 나무 가지를 증기 증류법(steam distillation)으로 추출
- 생　　산　　지: 원산지는 중국. 프랑스와 북아프리카산 페티트그레인이 최상품이다.
- 잘 섞이는 오일: 벤조인, 버가못, 시더우드, 클라리 세이지, 클로브, 제라늄, 라벤더, 레몬그라스, 재스민, 네롤리, 오렌지, 로즈마리, 로즈우드, 샌달우드, 발레리안, 일랑일랑

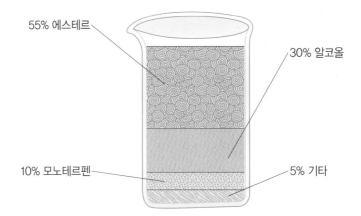

55% 에스테르

30% 알코올

10% 모노테르펜

5% 기타

요점 정리

- 페티트그레인은 네롤리와 오렌지 오일과 같은 나무에서 추출된다.
- 오래 전에는 익지 않은 작고 초록색을 띤 오렌지를 사용해서 추출했고, 페티트그레인은 작은 알맹이란 뜻이다.
- 페티트그레인은 광독성이 없으므로 필요한 경우 버가못을 대신해서 사용할 수 있다.
- 페티트그레인은 진정 작용은 떨어지지만 네롤리와 특성이 비슷하다.

■ Citrus aurantium var. amara
Petitgrain

면역강화제–면역체계에 활력을 준다.

항우울제/진정제–우울증,
불면증, 과민반응에 사용

이완제/항신경제–두려움,
가슴 두근거림, 신경과민,
신경쇠약, 스트레스와 연관
된 문제들에 사용

소화제–복부팽만, 소화불량,
과민성 대장증후군에 사용

식물의 생김새를 읽어 보고 색칠하시오.

방취제–과도한 발한,
몸의 악취에 사용

피부 강장/항지루제 –번들거리는
피부나, 지루성 머릿결, 여드름,
뽀루지에 사용

■ Essential Oil Notes

파인(스콧치)–PINUS SYLVESTRIS

- 식 물 생 김 새: 붉그스름한 나무껍질에 초록색의 뾰족한 침과 갈색 솔방울이 열리는 키가 큰 상록수
- 식　　물　　과: Pinaceae
- 노　　　　　트: 미들(Middle)
- 추　　출　　법: 솔잎을 증기 증류법(steam distillation)으로 추출하지만 가끔은 나뭇가지와 솔방울도 증기 증류법(steam distillation)을 통해서 추출함
- 생　　산　　지: 원산지는 북유럽과 북아메리카 프랑스, 캐나다, 러시아에서도 생산된다.
- 잘 섞이는 오일: 버가못, 카제풋, 시더우드, 클로브, 사이프러스, 유칼립투스, 라벤더, 마조람, 페퍼민트, 로즈마리, 티트리, 타임, 발레리안

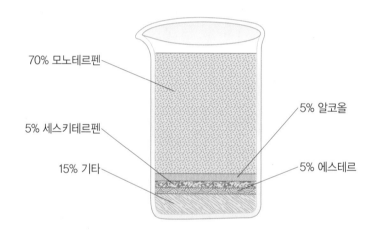

70% 모노테르펜
5% 알코올
5% 세스키테르펜
15% 기타
5% 에스테르

요점 정리

- 파인 오일은 여러 종류의 파인으로부터 얻을 수 있다. 그러나 난쟁이 파인이라는 이름(pinus pumilio)을 가진 식물의 오일은 위험한 오일로 분류되어 있으므로 주의해야 한다.
- 파인은 상쾌한 냄새 때문에 여러 가지 많은 제품에 첨가하는데 특히 목욕용 제품이나 세제에 많이 사용한다.
- 여러 가지 많은 파인 즉 긴 이파리 파인과 같은 것은 테레빈을 생산하기도 하는데 페인트 리무버에 쓰이기도 한다.
- 아메리카 원주민은 소나무 잎을 매트리스 속으로 사용하여 이나 벼룩을 퇴치한다.

! 주의 사항

- 피부에 민감한 반응이 생길 수도 있다.

■ Pinus sylvestris
Pine (Scotch)

항균제-방광염, 요도염, 감기, 독감에 사용

각성제-피로, 탈진, 두려움, 스트레스와 관련된 문제, 무기력에 사용

항바이러스제-감기, 독감, 몸살, 감기에 사용

항염제-건선, 습진, 부비강염, 기관지염, 근육통증, 후두염에 사용

식물의 생김새를 읽어 보고 색칠하시오.

살균제 /거담제-가래, 기침, 감기, 독감, 기관지염, 후두염, 천식, 인후염에 사용

진통제/발적제 -관절염, 류머티즘, 통풍, 근육통, 통증과 순환 장애, 좌골 경통, 경련, 염좌(삐임)/접질림에 사용

■ Essential Oil Notes
로즈(캐비지)–ROSA CENTIFOLIA

- 식 물 생 김 새: 초록색 잎과 커다란 핑크나 장밋빛을 띤 보라색 꽃잎이 피는 키작은 나무(관목)
- 식 물 과: Rosaceae
- 노 트: 미들(Middle)
- 추 출 법: 꽃잎을 증기 증류법(steam distillation)으로, 추출 농도가 짙고 순수한 오일(콘크리트와 앱솔루트)은 싱싱한 꽃잎을 용매 추출법으로 생산한다.
- 생 산 지: 원산지는 모로코. 이태리, 프랑스, 모로코에서 생산된다.
- 잘 섞이는 오일: 버가못, 캐럿, 카모마일(저먼과 로만), 클라리 세이지, 펜넬, 프랑킨센스, 제라늄, 재스민, 라벤더, 멜리사, 미르, 네롤리, 패츌리, 로즈우드, 샌달우드, 일랑일랑, 거의 모든 오일

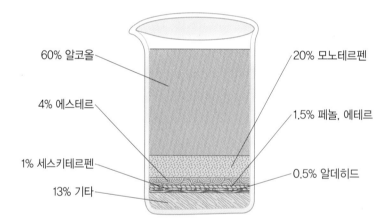

60% 알코올
4% 에스테르
1% 세스키테르펜
13% 기타

20% 모노테르펜
1.5% 페놀, 에테르
0.5% 알데히드

요점 정리
- 로즈는 두 가지 종류가 있다(Rosa damascena와 Rosa centifolia). 두 종류의 오일은 약간의 다른 색깔과 향이 있지만 특성은 거의 같다.
- 화학적인 용매 추출법으로 생긴 로즈 앱솔루트는 독성이 있을 수 있다. 그래서 증기 증류법으로 생산한 오일이 더 나을 수 있다. 앱솔루트보다 이산화탄소법으로 추출한 오일을 선택하는 것이 낫다.
- 로즈는 아주 고가의 오일이다. 한 방울의 로즈 오일이 생산되는데 30송이의 꽃잎이 사용된다.
- 약 10,000종류 이상의 로즈가 재배된다.

■ **Rosa centifolia**
Rose (cabbage)

지혈제 –상처, 베인 상처,
코피에 유용하게 쓰인다.

항우울제 /진정제–우울증,
두통, 두려움, 생리 전 증후군,
불면증, 스트레스와 관련된 문제,
출산 후 우울증에 사용

월경촉진제–월경불순이나
무월경에 사용

수렴제–확장된 모세혈관,
화농 피부, 주름, 순환 장애에
사용

최음제–불감증, 임포,
사랑에 사용

항염제 –기관지염,
결막염, 습진, 기침,
화농 피부, 건초열에
사용

식물의 생김새를 읽어 보고 색칠하시오.

세포 재생/보습제–건조한 피부,
탈수된 피부, 갈라진 피부, 건선,
습진에 사용

항균제/살균제–감염 상처, 기침,
인후염, 감기 몸살, 발진 등에 사용

■ **Essential Oil Notes**

로즈 다마스크(일명 로즈오또)-ROSA DAMASCENA

- 식 물 생 김 새: 초록색 잎과 핑크색 꽃이 피는 관목
- 식 물 과: Rosaceae
- 노 트: 미들(Middle)
- 추 출 법: 꽃잎을 증기 증류하여 추출. 콘크리트와 앱솔루트는 싱싱한 꽃잎을 용매 추출법에 의해 생산한 것
- 생 산 지: 원산지는 모로코. 불가리아, 터어키, 프랑스에서 생산된다.
- 잘 섞이는 오일: 버가못, 캐럿, 카모마일(저먼과 로만), 클라리 세이지, 펜넬, 프랑킨센스, 제라늄, 재스민, 라벤더, 멜리사, 미르, 네롤리, 패츌리, 로즈우드, 샌달우드, 일랑일랑과 거의 모든 오일

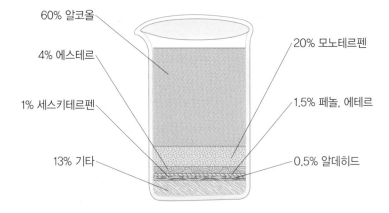

60% 알코올
20% 모노테르펜
4% 에스테르
1% 세스키테르펜
1.5% 페놀, 에테르
13% 기타
0.5% 알데히드

요점 정리

- Rosa damascena와 Rosa centi folia 두 종류가 있다.
  두 오일은 색깔과 향이 약간 다르지만 특성은 거의 같다.
- 로즈 앱솔루트는 화학적인 유기 용매(화학 물질)가 함유되어 있을 수 있고 독성이 있다. 그러므로 증기 증류법으로 추출된 오일이나 이산화탄소(CO_2) 방법으로 추출된 앱솔루트를 선택하는 편이 더 낫다.
- 로즈 오일은 매우 비싸다. 그 이유는 한 방울의 오일을 생산하려면 장미 30송이의 꽃잎이 필요하기 때문이다.
- 로즈 오일 증류의 부산물은 장미수라고 하는데 얼굴 스킨이나 마스크 첨가물로 쓰인다.

■ Rosa damascena
Rose (damask) also known as rose otto

지혈제-상처, 베인 상처, 코피에 사용

월경촉진제-무월경이나
생리 불순에 사용

항우울제/진정제-우울증, 쇼크,
두려움, 생리 전 증후군, 불면증,
두통, 스트레스 관련 문제,
출산 후 우울증에 사용

세포 재생제 /보습제-푸석하고,
건조하고, 탈수된 피부, 갈라진
피부, 피부염, 건선, 습진에 사용

수렴제-모세혈관 확장,
거친 피부, 주름, 순환
장애에 사용

최음제-불감증,
임포텐스, 사랑에
유용하게 쓰인다.

식물의 생김새를 읽어 보고 색칠하시오.

항균/살균제-감염, 상처,
기침, 후두염, 감기몸살에
사용

항염제-기관지염, 결막염, 습진,
염증 피부, 기침, 건초열에 사용

■ **Essential Oil Notes**
로즈마리-ROSMARINUS OFFICINALIS

- 식 물 생 김 새: 초록색의 뾰족한 잎과 아주 작고 파란 꽃이 피는 허브
- 식   물   과: Lamiaceae
- 노   트: 미들(Middle)
- 추   출   법: 꽃이 피는 윗부분과 줄기와 잎사귀를 증기 증류법(steam distillation)으로 추출
- 생   산   지: 원산지는 지중해 지역. 튀니지, 알제리, 프랑스와 헝가리에서 생산된다.
- 잘 섞이는 오일: 바질, 버가못, 블랙 페퍼, 카제풋, 캐럿, 시더우드, 펜넬, 프랑킨센스, 제라늄, 진저, 그레이프후르츠, 라벤더, 레몬, 레몬그라스, 만다린, 마조람, 오렌지, 페퍼민트, 페티트그레인, 파인, 티트리, 타임

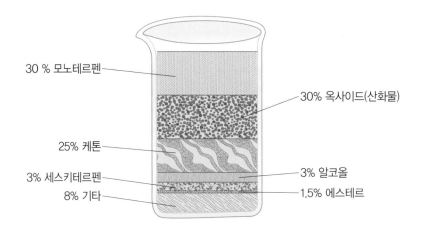

- 30 % 모노테르펜
- 30% 옥사이드(산화물)
- 25% 케톤
- 3% 세스키테르펜
- 3% 알코올
- 8% 기타
- 1.5% 에스테르

요점 정리
- 로즈마리는 뛰어난 뇌 자극제로써 인터뷰나 시험을 앞둔 사람들이 사용하면 좋다.
- 로즈마리는 심장과 간에 좋은 강장제이고 혈액 속의 콜레스테롤 수치를 낮추는데 도움이 된다.
- 로즈마리는 흰머리를 검어지게 하고 대머리 치료제로도 쓰인다.
- 로즈마리는 1900년 초까지 로즈마리의 강력한 살균 성분 때문에 병원 마당에서 태우기도 했다.

! 주의 사항
- 간질이나 고혈압인 사람은 사용하지 말것
- 임신 중 사용하지 말것

■ **Rosmarinus officinalis**
Rosemary

진통제–두통, 편두통, 생리통, 관절염, 신경통에 사용

항균제–비듬에 사용

곤충 퇴치/구충제–이, 옴과 같은 해충을 쫓아낸다.

혈압 상승제–저혈압, 순환 장애, 정맥류에 사용

항염제–근육통, 류마티즘, 기관지염, 습진, 여드름, 아구창, 화농성 피부, 염좌(삐임), 접질림에 사용

소화제/구풍제–소화 불량, 변비, 과민성 대장증후군, 복부팽만에 사용

월경촉진제–무월경이나 생리 불순에 사용

강장제–심장, 간, 쓸개 등을 튼튼하게 한다.

각성제–피로, 히스테리, 기억력 감퇴, 어지럼증, 두려움, 스트레스에 사용

식물의 생김새를 읽어 보고 색칠하시오.

이뇨제–부종, 셀루라이트, 비만에 사용

발적제–근육통, 탈모증, 경련에 사용

■ Essential Oil Notes

로즈우드—ANIBA ROSAEODORA

- 식 물 생 김 새: 붉은색을 띤 나무 껍질 초록색 잎과 노란색 꽃이 피는 상록수
- 식 물 과: Lamiaceae
- 노 트: 미들(Middle)
- 추 출 법: 로즈우드 껍질을 깎아 낸 것을 증기 증류법(steam distillation)으로 추출
- 생 산 지: 원산지는 아마존 지역 브라질과 페루에서 생산한다.
- 잘 섞이는 오일: 버가못, 시더우드, 프랑킨센스, 제라늄, 재스민, 라벤더, 만다린, 네롤리, 오렌지, 패츌리, 페티트그레인, 로즈, 로즈마리, 샌달우드, 베티버, 일랑일랑

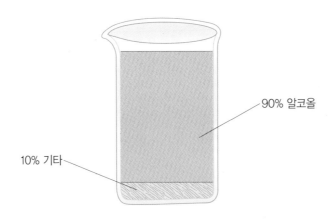

90% 알코올

10% 기타

요점 정리
- 로즈우드는 bois de rose로도 알려져 있다.
- 아마존의 열대우림에서는 로즈우드를 포함한 특별한 식물들은 벌목을 금하고 있다.
- 로즈우드는 명상을 할 때 아주 좋은 오일로 졸림 없이도 마음이 평안해지는 효과가 나타난다.
- 일본에서는 로즈우드로 젓가락을 만들기도 한다.

■ **Aniba rosaedora**

Rosewood

진정제 /항우울제–두려움,
우울증, 두통, 생리 전 증후군에 사용

면역강화제–감염에 대한
면역체계를 향상시킨다.

항균제/항바이러스제–감기,
기침, 독감, 감염에 사용

수렴제–체액 정체,
정맥류, 모세혈관,
주름에 유용하게
쓰인다.

세포 재생제–화농 피부,
주름, 임신선, 건성 피
부, 흉터, 베인 상처에
사용

각성제– 정신적 피로,
기억력 감퇴, 집중력,
두통에 사용

살균제/항균제–여드름,
감기, 사마귀, 독감,
후두염 감염에 사용

식물의 생김새를 읽어 보고 색칠하시오.

최음제–불감증, 임포텐스,
사랑에 유용하게 쓰인다

■ Essential Oil Notes
샌달우드–SANTALUM ALBUM

- 식 물 생 김 새: 초록색 잎과 작고 분홍/보라색 꽃이 피는 상록수
- 식 물 과: Santalaceae
- 노 트: 베이스(Base)
- 추 출 법: 나무의 중심 부위를 증기 증류법(steam distillation)으로 추출
- 생 산 지: 원산지는 열대 아시아. 아시아에서 생산. 인도의 미소(Mysore)라는 지역에서 최상품 오일 생산
- 잘 섞이는 오일: 바질, 벤조인, 버가못, 블랙 페퍼, 캐롯, 시더우드, 클로브, 사이프러스, 펜넬, 프랑켄신스, 제라늄, 재스민, 라벤더, 레몬, 미르, 네롤리, 오렌지, 패츌리, 로즈, 베티버, 일랑일랑

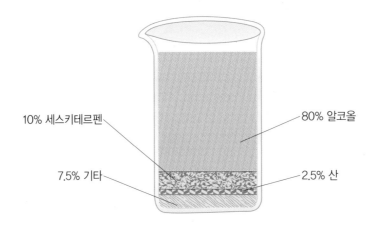

10% 세스키테르펜   80% 알코올

7.5% 기타   2.5% 산

요점 정리
- 샌달우드는 인도에서 보호수로 지정되어 있어서 완전히 다 자랄 때까지 벌목을 해서는 안 된다.
- 이 오일은 최음 성분 때문에 향수의 재료로 많이 쓰인다.
- 샌달우드는 4,000년 전부터 의료와 치료 목적으로 사용되어 왔다.

살균제-여드름, 사마귀, 인후염, 기침, 요도 감염, 방광염, 종기, 감염된 상처, 화농성 종기에 사용

진정제/안정제-불면증, 신경과민, 두려움, 스트레스와 관련된 문제들에 사용

항우울제-우울증에 사용

이뇨제-체액 정체, 비만에 사용

항염제/세포 재생제/보습제-건조하고 염증이 있고 수분이 부족하고 갈라지는 피부, 습진, 건선, 피부염, 임신선, 흉터, 주름에 사용

최음제 -불감증, 임포텐스, 사랑에 유용하게 쓰인다.

식물의 생김새를 읽어 보고 색칠하시오.

구풍제-설사, 복부팽만, 구역질에 사용

살균제/거담제 -기관지염, 가래, 기침, 독감에 사용

■ **Essential Oil Notes**

티트리—MELALEUCA ALTERNIFOLIA

- 식 물 생 김 새: 바늘처럼 생긴 초록색 잎과 노랗거나 보라색을 띤 꽃이 피는 작은 나무
- 식　　물　　과: Myrtaceae
- 노　　　　트: 탑(Top)
- 추　　출　　법: 나무의 중심 부위를 증기 증류법(steam distillation)으로 추출
- 생　　산　　지: 원산지와 생산지 모두 호주의 뉴사우스웨일즈 지방
- 잘 섞이는 오일: 카제풋, 카모마일, 클로브, 사이프러스, 유칼립투스, 제라늄, 진저, 쥬니퍼, 라벤더, 레몬, 만다린, 마조람, 미르, 오렌지, 페퍼민트, 파인, 로즈마리, 타임

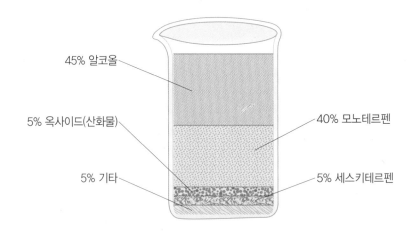

45% 알코올

5% 옥사이드(산화물)

40% 모노테르펜

5% 기타

5% 세스키테르펜

요점 정리

- 18세기에 제임스 쿡 선장과 그의 선원들이 호주에 상륙했을 때 호주 주변에 티트리가 서식하고 있는 것을 알았으며, 그 주변의 물은 붉은색을 띤 갈색으로 변해 있었고 그 색깔은 홍차 색깔과 비슷했다. 그들은 잎사귀를 우려내서 차처럼 마시기 시작했는데 티트리의 이름은 여기서 유래된 것이다.
- 티트리 오일은 원액을 피부에 바를 수 있고 감기로 인한 통증, 물사마귀, 사마귀에 유용하게 쓰인다.
- 티트리는 모든 종류의 감염 즉 박테리아, 곰팡이균, 바이러스 감염에 유용하게 쓰인다.
- 이오일은 면역체계를 강화하는데도 효과적이다. 우리 몸이 박테리아나 바이러스에 감염되었을 때 티트리는 우리 몸이 거기에 대항할 수 있는 면역체계를 증강시킨다.

! 주의 사항

- 사람에 따라 과민반응이 있을 수 있다.

Tea tree (sometimes called Ti tree)

항균제–비듬에 유용하게 쓰인다.

진통제 /항염제–부비강염, 후두염, 기관지염, 방광염, 벌레 물린 곳, 상처, 베인 상처, 화상, 습진, 건선, 근육통 등에 사용.

면역강화제–감염에 대한 면역체계를 강화시킨다.

신경안정제 –생리 전 증후군, 두려움, 우울증, 스트레스와 관련된 문제에 사용

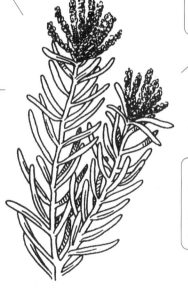

항바이러스/항균제–사마귀, 여드름, 감기, 종기, 독감, 베인 상처, 물사마귀, 방광염, 박테리아나 바이러스에 의한 감염에 유용하게 쓰인다.

항진균제–무좀, 백선, 아구창, 곰팡이에 의한 감염에 사용

식물의 생김새를 읽어 보고 색칠하시오.

거담제–가래, 기침, 감기에 사용

■ Essential Oil Notes

타임(레드)–THYMUS VULGARIS

- 식 물 생 김 새: 작고 초록색인 잎과 핑크–라일락 빛깔의 꽃이 피는 허브
- 식 물 과: Lamiaceae
- 노 트: 탑(Top)
- 추 출 법: 꽃잎과 잎 증기 증류법(steam distillation)으로 추출
- 생 산 지: 원산지는 지중해 지역. 러시아, 중국, 미국에서 생산된다.
- 잘 섞이는 오일: 버가못, 카제풋, 시더우드, 카모마일, 유칼립투스, 쥬니퍼, 라벤더, 레몬, 만다린, 멜리사, 파인, 로즈마리, 티트리

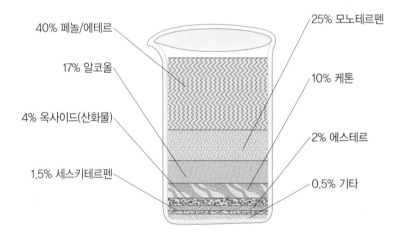

40% 페놀/에테르
17% 알코올
4% 옥사이드(산화물)
1.5% 세스키테르펜
25% 모노테르펜
10% 케톤
2% 에스테르
0.5% 기타

요점 정리

- 타임은 레드타임과 스위트타임 2가지가 있다. 레드 타임은 페놀을 다량 함유하고 있고 스위트 타임은 주로 알코올 성분으로 되어 있다.
- 고대 이집트에서는 타임을 죽은 시체를 방부하는데 사용했었다.
- 타임오일은 쉽게 분리되고 의약품에서 쓰이는 타이몰과 카바콜 성분이 주를 이룬다
- 타임은 예전부터 요리에 사용해왔었는데 요리용 허브는 소화기계통에 좋은 작용을 한다.

! 주의 사항

- 임신 중 사용 금지
- 고혈압이 있는 사람 사용 금지

188

■ **Thymus vulgaris**

Thyme (red)

각성제–정신적 피로, 기억력 감퇴,
스트레스 관련 문제에 사용

면역강화제–감염에 대한
면역체계를 강화한다.

혈압상승제–저혈압,
순환 장애에 사용.

거담제/살균제–가래, 기관지염,
기침, 부비강염, 감기, 독감,
감염, 천식, 후두염에 사용

구풍제/진정제–설사,
복부팽만, 소화불량,
내장경련에 사용

발적제 –류마티즘, 관절염,
아구창, 근육통증, 탈모,
경련, 염좌(삐임)/접질림에
사용

수렴제/이뇨제–부종,
셀룰라이트, 비만에 사용

식물의 생김새를 읽어 보고 색칠하시오.

진통제–습진, 건선, 피부염,
벌레 물리거나 쏘인데 사용

항균제–여드름, 사마귀,
종기, 감기, 독감,
박테리아균 감염에 사용

수렴제–정맥류, 부종, 모세혈관 확장에 사용

■ Essential Oil Notes

발레리안–VALERIANA FAURIEI

- 식 물 생 김 새: 초록색 잎과 줄기에 핑크색과 흰색 꽃이 피는 허브
- 식　물　　과: Valerianaceae
- 노　　　　트: 베이스(Base)
- 추　출　　법: 뿌리 줄기를 증기 증류법(steam distillation)으로 추출
- 생　산　　지: 원산지는 유럽과 일부 아시아 지역, 벨기에, 프랑스, 영국, 중국, 러시아에서 생산된다.
- 잘 섞이는 오일: 라벤더, 만다린, 패츌리, 페티트그레인, 파인, 로즈마리

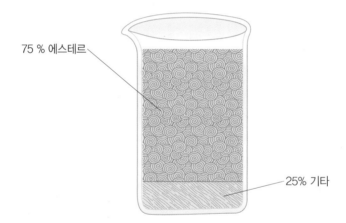

75 % 에스테르

25% 기타

요점 정리
- 이 오일은 강한 냄새 때문에 다른 오일들과 잘 섞이지 않는다. 사용할 때는 아주 소량을 사용한다.
- 전 세계에 150종류의 발레리안이 있다.
- 에센션 오일은 증기 증류법(steam distillation)에 의해 추출된다. 앱솔루트와 콩크리트는 용매 추출법으로 추출된다.
- 발레리안이 섞인 허브티는 이완과 진정작용이 우수하다.

! 주의 사항
- 민감한 반응을 일으킬 경우를 대비해서 적당량을 사용할 것.

■ **Valeriana fauriei**
Valerian

항우울제/진정제/각성제–우울증,
불면증, 쇼크, 두려움, 생리 전 증후군,
스트레스 관련 문제에 사용

이뇨제–부종, 셀룰라이트에 사용

진통제–두통, 편두통,
생리통, 관절염,
류마티즘에 사용

혈압강화제–고혈압에 사용

식물의 생김새를 읽어 보고 색칠하시오.

■ **Essential Oil Notes**

베티버-VETIVERIA ZIZANOIDES

- 식 물 생 김 새: 길고 가는 잎으로 된 키가 크고 향기 나는 초록색 풀
- 식 물 과: Geramineae
- 노 트: 베이스(Base)
- 추 출 법: 뿌리를 증기 증류법(steam distillation)으로 추출
- 생 산 지: 원산지는 인도, 인도네시아, 스리랑카. 자바, 하이티, 유럽, 미국에서 생산된다.
- 잘 섞이는 오일: 버가못, 클라리 세이지, 프랑킨센스, 제라늄, 그레이프후르츠, 재스민, 라벤더

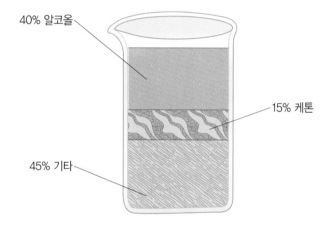

40% 알코올

15% 케톤

45% 기타

요점 정리
- 베티버 오일은 항상 짙은 밤색이고 진하며 무겁다.
- 베티버 오일을 아껴서 사용하면 실제로 어떤 오일과도 베이스 노트로써 블렌딩 할 수 있다.
- 많은 사람들은 베티버 향을 좋아하지 않는다. 사용하기 전에 고객에게 향을 맡아 보도록 권한다.
- 베티버는 인도와 스리랑카에서 마음을 평안하게 하는 오일로 알려져 있다.

■ **Vetiveria zizanoides**
Vetiver

진정제–불면증, 우울증, 두려움, 신경과민에 사용

살균제– 베인 상처, 상처, 여드름, 사마귀, 감염에 사용

면역강화제–감염에 대한 면역체계를 강화한다.

발적제–관절염, 류머티즘, 근육통, 경련, 염좌(삐임)/접질림에 사용

식물의 생김새를 읽어 보고 색칠하시오.

외상 약/세포 재생제–주름 예방/개선, 임신선, 흉터에 사용

월경촉진제–무월경이나 생리 불순에 사용

■ **Essential Oil Notes**
일랑일랑–CANANGA ODORATA

- 식 물 생 김 새: 초록색 잎과 커다랗고 담자색 핑크색, 또는 노란색 꽃이 피는 키가 큰 열대 나무
- 식　물　　과: Annonaceae
- 노　　　　트: 베이스(Base)
- 추　　출　　법: 꽃잎을 증기 증류법(steam distillation)으로 추출(노란색 꽃이 최상급)
- 생　　산　　지: 원산지는 열대 아시아. 필리핀, 인도네시아, 마다가스카르에서 생산된다.
- 잘 섞이는 오일: 버가못, 그레이프후르츠, 제라늄, 재스민, 라벤더, 레몬, 만다린, 멜리사, 네롤리, 오렌지, 패츌리, 로즈, 로즈우드, 샌달우드, 베티버

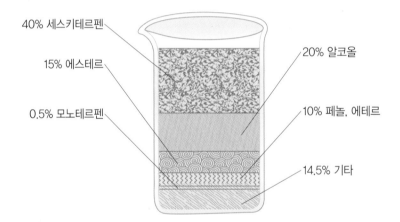

40% 세스키테르펜
15% 에스테르
0.5% 모노테르펜
20% 알코올
10% 페놀, 에테르
14.5% 기타

요점 정리
- 일랑일랑은 '꽃 중의 꽃'이란 의미이다.
- 일랑일랑은 최음제로 알려져 있다.
- 인도네시아에서는 결혼 첫날밤 신혼부부 침대 위에 일랑일랑 꽃잎을 펼쳐 놓는다.
- 빅토리아 시대에는 일랑일랑이 함유된 오일을 마카사 오일(머릿 기름)이라 했는데 그 이유는 일랑일랑이 두피에 자극을 주고 머리카락이 자라게 하는 효과 때문이었다.

! 주의 사항
- 민감한 반응이 나타나는 사람도 있을 수 있다.
- 구역질과 두통을 일으킬 수 있으므로 적당량만 사용

■ **Cananga odorata**
YlangYlang

각성제/진정제–불면증,
생리 전 증후군,
빠른 호흡, 빠른 심장박동,
가슴 두근거림(심계항진),
스트레스 관련된 문제에 사용

항우울제–우울증에 사용

강장제(두피)–두피를 자극시켜
모발을 잘 자라게 한다.

최음제 –불감증, 임포텐스,
사랑에 유용하게 쓰인다.

살균제–벌레에 물리거나
쏘인데 사용

혈압강화제–고혈압에 사용

식물의 생김새를 읽어 보고 색칠하시오.

항지루제–지성 피부/모발,
여드름 사마귀에 사용

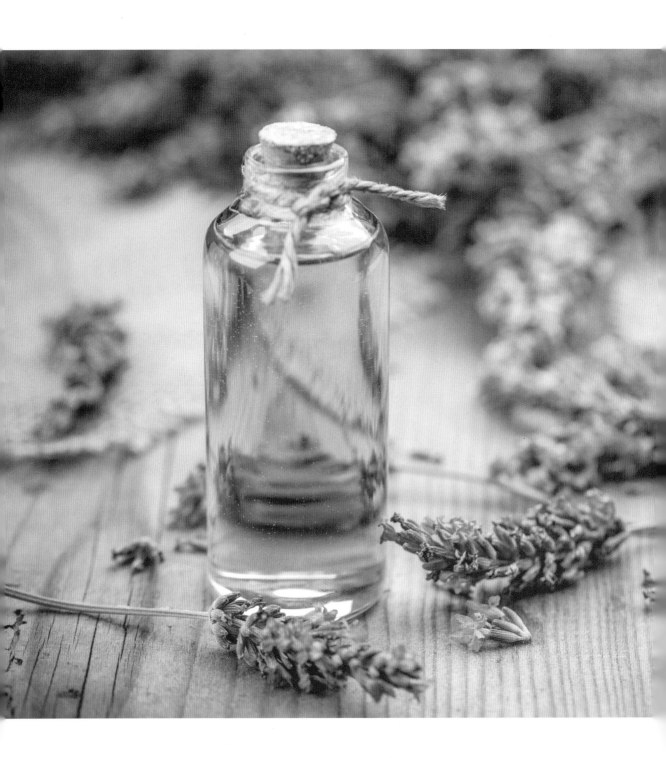

CHAPTER 6

아로마테라피
트리트먼트

아로마테라피스트(The Aromatherapist)
관리실(Therapy room)
관리 소요 시간
상담(Consultation)
금기 사항
아로마테라피 관리 계획
관리 후 조언
역반응(Contra Reaction)
가정관리용 혼합(Home Use Blends)

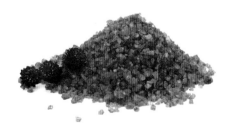

아로마테라피 트리트먼트

아로마테라피 마사지할 때 중요한 점은 관리법(treatment)이 전문적이어야 하고 고객의 증상에 적합한 에센셜 오일을 사용하는 것이다.

고객이 아로마테라피 관리에 만족할 경우, 추후 관리실을 다시 찾게 될 것이다.

아로마테라피스트(The Aromatherapist)

관리사들은 아로마테라피 마사지를 할 전문가적인 이미지를 부각시키는 것이 중요하다. 이를 위해 아로마테라피스트들이 해야 할 일은 다음과 같다.

- 의복은 흰바지나 어두운 색의 바지에 가운을 깔끔하게 입는 것이 이상적이다.
- 굽이 낮은 깨끗한 신발을 신는다.
- 긴 머리는 깔끔하게 묶는다.
- 손톱은 짧고 청결하게 정리한다.
- 장신구는 되도록 적게 착용하거나 착용하지 않도록 한다.
- 관리사 자신의 위생도 철저히 점검한다.

> **TIP**
> 항상 미소 지을 것!

자세(Posture)

아로마테라피 마사지할 때 중요한 점은 올바른 자세를 갖추는 것이다. 등은 항상 똑바로 펴고 어깨는 긴장을 푼다. 마사지 동작 중에 구부리는 자세를 취할 경우 허리를 구부리지 말고 무릎을 구부리는 편이 낫다. 이런 자세는 등이 다치는 것을 방지한다.

고객(The Client)

관리받는 고객도 마사지 받기 전에 목걸이나 귀걸이 등과 같은 장신구는 빼두어야 한다. 이로써 고객은 장신구에 의한 손상을 피하고 원활하고 세심한 관리를 받을 수 있다.

고객은 얼굴 마사지를 받기 전에 우선 메이크업을 지워야 한다. 경우에 따라 고객이 관리실에 오기 전에 스스로 지울 것인지에 대한 의사를 물어 볼 수 있다. 관리자는 탈지면으로 고객에게 알레르기가 없는 제품을 선택하여 클렌저를 적신 후 닦아 낸다. 우선 클렌저를 관리사 손가락에 묻힌 다음 두 손을 부드럽게 비빈다. 손가락을 이용하여 고객의 목과 얼굴에 바른다. 여기서 중요한 점은 피부를 아래로 끌어내리지 않고 아래서 위로 올리면서 마사지해야 한다.

TIP
눈가는 압력이 가장 약한 약지를 사용할 것!

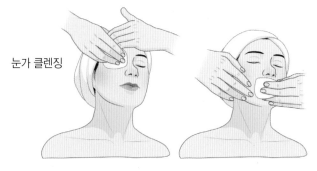

눈가 클렌징

얼굴 클렌징

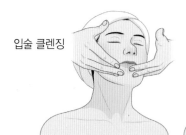

입술 클렌징

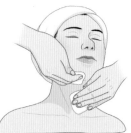

클렌저 제거

그림 6-1 얼굴 클렌징

관리실(Therapy room)

관리실은 청결하고 잘 정돈되고, 인테리어가 잘 되어 있어야 한다. 관리에 필요한 모든 사물들이 가까이에 있어야 하며 타월은 깔끔하게 접혀 있어야 하고 트롤리(관리 사물함)은 에센셜 오일을 담는 크리스털이나 예쁜 볼로 장식해도 좋다. 은은한 조명과 몸과 마음을 이완시키는 음악이 흐르는 것도 권장할 만하다.

관리 소요 시간

아로마테라피 마사지는 상담과 얼굴 마사지를 포함해서 약 1시간 30분 정도 소요된다. 등 마사지는 약 20분 정도 걸린다. 고객에게 마사지하는데 걸리는 시간을 확실히 알려 주는 것도 중요하다.

상담(Consultation)

상담은 아로마테라피 마사지 관리 중에서 중요한 부분을 차지한다. 첫 상담은 약간 오래 걸릴 수도 있지만 일반적인 상담 시간은 대략 15분 정도이다. 상담을 시작할 때 고객에게 먼저 인사를 건네고 자리를 권한다. 상담 시에는 고객의 정보를 기록하는 것이 일반적이다. 상담을 통해 고객에게 믿음을 줄 수 있다. 또한 상세하고 개인적인 부분의 비밀이 유지됨으로써 고객과의 신뢰감 형성에 도움이 된다.

혹시 고객에게 신경과민 등과 같은 증상이 있는지 주의를 기울여야겠지만 무엇보다도 중요한 것은 고객이 하는 말에 주의를 기울이는 것이다. 상담은 다음과 같은 이유로 중요하다.

> **TIP**
> 상담할 때 고객으로부터 확실한 정보를 얻기 위해 무엇(what)과 어떻게(how)라는 질문을 한다.

- 상담을 통해 관리사가 고객과의 원만한 관계를 발전시킬 수 있다.
- 관리를 더 이상 할 수 없는 의학적인 원인이 있다면 고객에게 건강상

의 문제를 알아내도록 할 수 있다.

- 과민한 고객에게는 관리가 도움이 될 수 있다는 신념을 줄 수 있다.
- 통증이나 고통, 스트레스 때문에 관리를 받고자 하는 고객에게는 상담을 통해 확신을 줄 수 있다.
- 상담을 통하여 고객의 라이프 스타일을 알게 되면 전인적인 방법으로 관리하는데 도움이 된다(예를 들면 감정적인 문제로 유발되는 편두통 같은 것). 또한 고객이 머리를 숙이는 직업과 연관되었다면 목 부분에 문제가 있을 수 있고, 무거운 것을 드는 일을 한다면 어깨에 문제가 있음을 상담을 통해 알아낼 수 있으며, 만약 고객이 항상 피곤함을 느낀다면 이완 테크닉으로 스트레스를 풀어줄 수 있다.
- 고객과의 상담 내용 중에서 관심 있는 분야를 기록해 둔다. 즉 운동, 여가, 결혼 등에 관한 것을 기록하여 다음 관리 시간에 참고하도록 한다.

제시된 아로마테라피 마사지 상담 형식(그림 6–2)을 참고하여 여러분이 미래에 사용하게 될 자신만의 형식을 구상해 보도록 한다.

TIP

콘트라(contra)는 라틴어로 반대라는 의미이다. 인디케이션(indication)은 관리를 하지 않아야 할 지시 사항을 의미한다.

아로마테라피 고객 상담			
이름:	전화:		
E-mail :			
나이:	직업:		
아래 증상에 해당하는 경우 체크하세요			
혈압:	☐ 고혈압	☐ 저혈압	☐ 정상
심장질환:	☐ 예	☐ 아니오	
간질:	☐ 예	☐ 아니오	
정맥류:	☐ 예	☐ 아니오	
당뇨:	☐ 예	☐ 아니오	
알레르기:	☐ 예	☐ 아니오	
부종:	☐ 예	☐ 아니오	
임산부:	☐ 예	☐ 아니오	
생리통:	☐ 예	☐ 아니오	
스트레스:	☐ 예	☐ 아니오	
불면증:	☐ 예	☐ 아니오	
두통:	☐ 예	☐ 아니오	
근육통:	☐ 예	☐ 아니오	
관절염:	☐ 예	☐ 아니오	
생활 습관			
일주일에 3회 30분 이상 운동:	☐ 예	☐ 아니오	
흡연:	☐ 예	☐ 아니오	
음주할 경우 음주 량 :			
취미 생활:	☐ 예	☐ 아니오	
규칙적인 식사:	☐ 예	☐ 아니오	
담당자 소견:			

〈계속〉

그림 6-2 아로마테라피 고객 상담

라이프 스타일

음주를 할 경우 얼마나 자주 마시는가?

흡연을 할 경우 하루에 몇 개나 피는가?

건강식을 하는가?

물을 많이 마시는가?

숙면을 취하는가?

운동은 얼마나 자주하는가?

취미는 무엇인가?

어떤 방법으로 휴식을 취하는가?

폐경, 사별, 실업, 은퇴 등을 겪은 적이 있는가?

당신의 스트레스가 어느 정도라고 생각하는가? : 상 / 중 / 하

상이라고 생각하면 구체적으로

당신은 정열적인가? : 상 / 중 / 하

이전에 홀리스틱테라피 관리를 받은 적이 있는가?

왜 아로마테라피 마사지를 받는가?

부가적인 사항: (다른 의료기관으로부터 넘겨 받은 자료가 아닌가?)

고객 서약

위의 서술한 의료적인 세부 사항에 관한 정보는 정확하다. 건강상 문제가 발생할 경우 즉시 테라피스트에게 알릴 것이다.

고객 서명:

날짜:

관리 기록:

그림 6-3 아로마테라피 상담 형식

아로마테라피에서 마사지 관리는 상담을 통해 이뤄지지만 고객이 방문할 때마다 상담 서식을 작성할 필요는 없다. 그렇지만 마지막 관리를 받은 이후, 고객에게 변화가 있었는지, 특히 의료적인 변화에 대한 정보는 알아보고 기록해야 한다.

아로마테라피란 전인적인 관리로서 몸과 마음의 건강을 동시에 관리할 수 있다. 그러므로 고객 상담 시 스트레스, 생활 습관, 취미 생활 등을 파악할 수 있는 질문을 한다. 만약 고객 중에 스트레스를 풀어야 하거나 운동을 해야 하는 사람이 있다면 관리사는 요가나 태극권과 같은 운동을 추천해 줄 수 있다. 긴장을 푸는 운동이나 호흡법의 추천도 도움이 된다.

TIP
고객 선서를 읽고, 상담 서식에 서명을 했는지 확인할 것.

과제. 6-1

아로마테라피 관리 시 상담이 중요한 이유를 다섯 가지 적으시오.

1. 고객과의 원만한 관계를 발전시킬 수 있다.

2. 고객에게 관리가 도움이 된다는 신념을 줄 수 있다.

3. 고객이 가지고 있는 문제점, 통증, 스트레스 등이 관리를 통해 해결될 수 있다는 확신을 줄 수 있다.

4. 고객의 라이프 스타일을 파악하여 전인적 관리(홀리스틱 트리트먼트)를 할 수 있다.

5. 고객의 관심 분야를 파악하여 관리에 참고한다.

금기 사항

아로마테라피는 매우 안전한 관리법이지만 의사의 조언이 필요하다거나 관리하면 안 되는 특정한 경우가 있다.

상담 중에 고객에게 고혈압이 있음을 알았다면, 관리를 받음으로써 더 나빠질 가능성에 대해 알려 주고 관리를 받으면 안 되는 이유를 잘 설명해야 한다.

금기 사항에 대해 자세한 설명은 다음과 같다.

표 6-1	아로마테라피에서 유의해야 할 금기 사항
골절, 접질림	
관리 부위의 타박상, 상처, 찰과상	
간질, 최근에 생긴 부종	
고혈압/저혈압	
혈전증/색전증	
당뇨	
경련	
신경계질환	
피부 트러블/ 손톱 질병/ 상처감염	
최근의 수술	
정맥류	
임신	
생리 이틀째 복부	
화상	
열	
감염성 질환	
암	

골절이나 접질림(삠)

고객에게 골절이나 접질림(삠)이 있는 경우, 마사지는 고객을 더욱 더 거북하게 하고 상태를 악화시킬 수 있다.

관리 부위의 타박상, 베인 상처 또는 찰과상

타박상, 베인 상처나 찰과상은 국부적인 금기 사항이다. 즉 상처 둘레는 마사지를 할 수 있다는 것을 의미한다. 그러나 타박상이나 베인 상처 또는 찰과상이 심한 경우에는 그 부위가 완전히 치유되고 난 후에 마사지를 받도록 고객에게 권한다. 조금 베인 상처에서 피가 약간 날 경우에는 상처 부위에 반창고를 붙이도록 해서 교차감염이 되지 않도록 접촉을 피한다.

> **TIP**
> 외과용 장갑을 착용하지 않았을 경우 피 묻은 물건을 만지지 말고 오염된 물질은 비닐봉지에 담아서 잘 봉인해야 한다. 비닐봉지와 사용한 장갑은 꼭 분리수거 하도록 한다.

간질(Epilepsy)

간질은 뇌 질환의 일종으로 발작이나 경련을 수반한다. 경련은 뇌파 시스템의 활동이 급격하게 활발해지면서 발생한다. 대개 확실한 원인은 알 수 없지만 뇌 수술을 했거나 부상당했을 경우 상처로 인한 발작이 생길 경우도 있다. 몇 가지 특정한 에센셜 오일은 간질과 같은 경련을 유발하기도 한다. 그러므로 관리하기 전에 의사의 조언이 있어야 한다.

최근에 발생한 출혈이나 부종

출혈이란 혈액이 혈관 밖으로 나오는 것으로 몸 안 또는 피부 밑에서 일어나는 내출혈과 혈액이 몸 밖으로 나오는 외출혈이 있다. 최근에 출혈이 생긴 고객이라면 관리받지 않도록 조언해야 한다. 왜냐하면 마사지가 출혈을 더 악화시킬 수 있기 때문이다.

고혈압(HBP)

고혈압은 혈압이 항상 정상 수치 이상이다. 고혈압은 뇌졸중이나 심장발작을 일으킬 수 있으며, 고혈압의 원인으로는 흡연, 비만, 운동 부족, 다량의 소금 섭취, 스트레스, 과다한 음주, 피임약 복용, 임신이나 유전적인 요인들이 있다.

TIP

고혈압이나 저혈압이 있는 고객에게는 관리 후 아주 천천히 자리에서 일어나도록 주의를 준다. 고혈압이 있는 고객에게는 부드러운 마사지 동작으로 긴장을 완화할 수 있다는 걸 인식시킨다.

마사지를 하는 동안 혈액 순환이 촉진되고 혈관이 확장되면서 혈압이 약간 올라간다. 저혈압인 경우 혈압의 균형이 잡히면서 잠시 동안 정상을 유지할 수 있다.

저혈압(LBP)

저혈압은 지속적으로 혈압이 정상 수치 이하이다. 혈압은 사람이 똑바로 서 있을 때 혈액이 충분히 뇌까지 공급되어야 한다. 만약 그렇지 않으면 사람은 현기증을 느낀다. 이 경우 관리 전에 의사의 조언을 요한다.

혈전증 또는 색전증

TIP

혈압 강하제를 복용하는 고혈압 환자는 일시적인 저혈압이 될 수도 있기 때문에 관리 후 일어날 때 가벼운 어지럼증을 느낄 수도 있다

혈전증이란 동맥이나 정맥 내에서 응고된 혈액 덩어리인 혈전에 의해 발생되는 질환을 이른다. 혈전증은 혈전이 피의 흐름을 막거나 혈관을 수축시키는 아주 위험한 병이다. 만약 마사지를 실행한다면, 혈전이 심장이나 폐, 뇌까지 전달되어서 치명적인 상황을 초래할 수도 있다.

색전증은 혈관의 협착이나 폐색을 일으키는 증상을 말하며, 가끔 혈액이 응고된 것에 의해 생기기도 하지만 공기, 지방 골수가 원인이 된다. 이런 물질들이 혈류를 따라 혈관이나 혈류의 어느 지점이 꽉 막힐 때까지 순환을 한다. 이런 막힘은 아주 해롭고, 색전증은 뇌졸중을 유발할 수 있다.

혈전증이나 색전증이 있는 고객은 절대 관리해서는 안 되며, 이런 병력이 있는 고객은 의사의 조언을 얻어야 한다.

당뇨병(Diabetes)

당뇨병은 췌장에서 생산되는 인슐린의 양이 너무 적거나 정상적인 기능이 이루어지지 않기 때문에 초래된다. 인슐린은 인체의 세포에서 포도당으로 에너지로 사용하게 한다. 당뇨의 증상으로는 피로감, 체중 감소, 심한 갈증과 잦은 배뇨가 있다. 당뇨를 앓고 있는 사람은 고혈압, 동맥 경화, 마비 증상, 시력 약화 등과 피부 조직 재생의 어려움 때문에 피부가 종이처럼 얇아진다. 이 경우에는 관리 전에 의사의 조언이 필요하다.

경련성 마비

근육에 경련이 생기거나, 수축했을 때 마사지는 도움이 안 될 수도 있다.

신경계질환(장애)

신경계질환으로는 복합적인 경화증, 중풍, 파킨슨병과 운동 신경계질환 등이 포함된다. 관리하기 전에 의사의 조언을 필요로 한다.

피부 및 조갑(손, 발톱) 질환/두피 감염

피부 트러블, 조갑 질환, 상처감염인 경우 전염성이 없거나 피가 나거나 진물이 나지 않거나 고객이 불편하지 않다면 관리할 수 있다. 그렇지 않을 경우 문제 부위 주위만 관리하거나 그 부위가 더 치유되고 난 후에 관리를 받게 하는 편이 낫다.

수술 후

고객이 최근에 수술을 한 경우라면(특히 최근 6개월 이내에), 아로마테라피 마사지 관리를 받지 않도록 하는 것이 현명하다. 만약 수술이 심각하지 않고 의사의 조언만 따른다면 마사지가 가능하다.

정맥류

정맥류란 혈관 내의 울혈(피 뭉침)로 혈관이 넓어지고, 부어오르거나 팽창하는 것을 이른다. 정맥류는 국부적인 금기 사항이므로 마사지 관리는 정맥류 주위로만 할 수 있다.

임신

임신 3개월까지는 아로마테라피 관리를 받아서는 안 된다. 임신으로 인해 여러 가지 문제가 발생할 수 있으므로, 임신 중에 발생되는 특정한 금기 사항에 대해 충분히 잘 알고, 대처 방안을 잘 이해하고 있는 테라피스트가 관리해야 한다. 그렇다 해도 임신 중인 고객을 관리할 때는, 관리하기 전에 모든 임산부의 주치의나 산파의 조언을 필요로 한다.

TIP
임산부를 관리할 때 보험에 해당되는지 보험 회사에 문의할 것

생리 이틀째 복부 마사지

이 시기의 복부는 민감해지기 때문에 복부에 마사지를 해서는 안 된다. 그러나 나머지 신체 부위는 마사지 관리를 할 수 있다.

암

암 환자에게 마사지를 하면 림프나 순환계를 통해 암이 퍼질 수 있다는 염려가 있다. 그렇지만 이런 사실을 확인할 만한 증거는 없으므로 암 환자도 의사의 지시 하에 관리를 받을 수 있다. 에센셜 오일의 사용도 논의해야 한다. 화학 요법이나 방사선 치료 중인 환자에게는 에센셜 오일을 사용하지 않도록 한다. 피부가 극도로 민감해져서 쉽게 트러블이 생길 수 있기 때문이다.

에센셜 오일 중에서도 암 환자에게 이로운 종류가 있다(네롤리, 버가못, 만다린, 클라리 세이지, 로즈, 일랑일랑, 프랑킨센스와 샌달우드 등). 에센셜 오일은 주의해서 사용하고, 사용 전에 알레르기 테스트를 하도록 한다(2장 참조).

환자에게 도움이 되는 동종 요법

몇몇 동종 요법 전문가들은 에센셜 오일이 동종 요법 치료의 효과를 떨어뜨린다고 믿고 있고, 오직 캄포계열(camphraceous) 오일만을 금하는 테라피스트들도 있다. 고객이 만약 동종 요법 전문가에게 관리받고자 한다면 아로마테라피 관리를 원한다는 의사를 표현하는 것이 좋다.

과제. 6-2

다음 금기 사항에 아로마테라피를 하면 안 되는 이유를 설명하시오.

금기 사항	이유
근래에 생긴 골절이나 접질림	마사지는 고객을 불편하게 하고 증상을 악화시킬 수 있다.
관리 부위의 타박상, 상처, 찰과상	상처가 있는 부위는 마사지를 할 수 없다.
간질	특정한 에센셜 오일은 간질과 같은 경련을 유발하고, 간질을 악화시킬 수 있다.
최근에 생긴 부종	마사지가 부종을 악화시킬 수 있다.
고혈압/저혈압	혈압약을 복용하는 고혈압 환자와 저혈압 환자는 마사지를 통해 일시적인 저혈압 증상이 나타날 수 있다.
혈전증/색전증	혈전증/색전증은 동맥이나 정맥 내에서 응고된 혈액인 혈전으로 인해 발생되는 질환이다. 마사지를 하면 혈전이 심장이나 폐, 뇌까지 전달되어서 치명적일 수 있다.
당뇨	당뇨 환자는 피로감, 체중 감소, 고혈압 등의 증상을 동반하므로 의사의 조언이 필요하다.
경련성 마비	마사지는 도움이 되지 않는다.
신경계질환	관리 전에 의사의 조언이 필요하다.
피부 및 조갑(손, 발톱) 질환, 두피 감염	전염성이거나 피, 진물 등이 나면 관리를 받을 수 없고, 치유 후에 관리할 수 있다.
수술 후	수술 후 6개월 이내에는 관리하지 않는다.
정맥류	정맥류 주위로만 마사지가 가능하다.
임신 3개월까지	임신으로 인해 여러 가지 문제가 발생할 수 있다.
생리 이틀째 복부 마사지	복부가 민감하므로 복부를 제외 한 다른 부위 마사지는 가능하다.
암	암 환자에게 마사지를 하면 림프나 순환계를 통해서 암이 퍼질 수 있다.

아로마테라피 관리 계획

관리 계획을 세우는 것은 관리사와 고객이다. 관리사와 고객이 함께 관리 계획을 세우는 것은 관리사의 계획대로 관리가 이루어지는데 도움이 된다. 계획에는 고객의 관리에 대한 기대감이 포함된다. 그러므로 고객이 만족하도록 노력해야 한다. 관리사와 고객에게 잘 맞는 관리를 하기 위해서라면 관리 계획은 언제든지 변경할 수 있다.

관리사는 계획이 변경될 경우를 염두에 두고 모니터링을 해야 한다.

관리 횟수(고객이 얼마나 자주 관리를 받아야 하나?)

이 점에 대해서는 우선 고객과 의논한다. 왜냐하면 고객의 경제 여건과 시간, 관리를 받게 된 이유에 따라 다르기 때문이다. 만약 고객이 단순하게 피로를 풀기 위해 관리를 받는다면 2주일에 한 번이면 되고, 만약 고객이 특별히 관리할 필요가 있기 때문이라면 6주 동안 매주 1주일에 한 번씩 관리하도록 조언한다. 오랫동안 좋은 상태를 유지하려면 규칙적으로 관리하는 것이 중요하다는 것을 고객에게 강조한다.

관리 코스

고객이 아로마테라피 관리 코스를 예약했을 경우 관리가 있는 날마다 관리사가 선정한 에센셜 오일을 재검토하고 평가해 보는 것이 좋다. 어느 특정한 에센셜 오일이 유익하다고 입증됐다면, 같은 오일을 계속 사용하거나, 약간 다르게 조정해 볼 만하다.

관리 계획서

고객 이름 :   관리 받은 날짜 :

관리 형태 : 아로마테라피 마사지

관리를 받고 난 후 고객의 기대
· 피로 완화
· 습진 상태 호전
· 생리 전 증상 완화

관리 목적
· 고객의 몸과 마음을 이완하는데 도움이 됨
· 스트레스와 민감한 상태를 해소하는데 도움이 되는 에센셜 오일 선택
· 습진에 좋은 오일 사용
· 선택한 에센셜 오일과 용량(라벤더와 버가못 각 5방울씩)
· 캐리어 오일과 용량(아몬드 오일, 20ml)

관리 횟수 추천
6주간 매주 1회(이후에는 변할 수 있음)

부가 사항
· 특별한 부위의 긴장에 필요한 특수 마사지
· 체액 정체
· 피부 타입(얼굴 관리를 할 경우)
· 고객이 선호하는 특별한 마사지 동작
· 기침을 완화할 수 있는 특별한 경우
· 관리 결과의 효과 여부
· 그 밖에 발생된 문제

그림 6-3 관리 계획서 샘플

관리 후 조언

관리 후 지시 사항을 잘 지키면 관리의 효과가 더 완벽해질 수 있다.
완전한 관리가 되기 위해 다음의 지시 사항을 지켜야 한다.

- 관리받은 후 24시간 동안은 샤워, 목욕 또는 사우나를 하지 않아야 한다. 대부분 에센셜 오일은 피부에 흡수되는 데 시간이 걸린다.
- 24시간 동안 일광욕 또는 인공적인 일광욕을 하지 않아야 한다. 만일 광독성이 있는 캐리어 오일이나 에센셜 오일을 사용하였다면 화상을 초래할 수 있다.
- 관리받은 후 휴식을 취하면서 이완된 상태로 있으면, 몸이 스스로 충분히 재충전한다.
- 물(미네랄 워터 또는 물)이나 허브티를 많이 마시면 몸의 독소가 빨리 제거된다.
- 커피, 티, 콜라처럼 카페인이 함유된 음료는 마시지 않는다. 카페인은 흥분을 유발하므로 휴식을 취하는데 도움이 되지 않는다.
- 관리 후에는 음식물 섭취를 자제한다. 음식물을 섭취하면 혈액의 흐름이 내장 기관으로 향해서 음식물 소화를 돕기 때문에 회복 과정에 쓰일 에너지가 부족하기 때문이다. 과일이나 야채 등으로 가벼운 식사를 하는 것이 이상적이다.
- 관리받고 난 후 운전할 때 특히 졸린다고 느끼면 약 10분 정도 그 상태로 누워 있다가 일어나는 것이 좋다.
- 아로마테라피 관리 후엔 휴식을 취하는 것이 아주 중요하다. 도움이 될 만한 릴렉스 운동 기법은 7장에 소개되는데, 고객에게 권할 만하다.

과제 6-3

다음 질문에 답하시오.

1. 관리 후 24시간 안에 샤워, 목욕 또는 사우나를 하면 안 되는 이유는?

대부분 에센셜 오일이 피부에 흡수되는데 시간이 걸리므로

2. 24시간 내에 일광욕이나 인공 일광욕을 하면 안 되는 이유는?

광독성을 유발하는 오일을 사용한 경우 피부 화상을 초래하므로

3. 관리 후에 휴식을 취해야 하는 이유는?

몸이 이완 상태로 있어야 스스로 재충전하므로

4. 관리 후에 수분 섭취를 많이 해야 되는 이유는?

체내 독소 배출이 원할해지므로

5. 커피, 티, 콜라를 금하는 이유는?

카페인이 함유되어 흥분을 유발하기 때문에 휴식에 도움이 되지 않으므로

6. 관리 후에 술, 담배를 금하는 이유는?

아로마 관리 후 술을 마시면 혈관이 확장되고 혈액의 흐름이 빨라져 혈압상승의 원인이 되고,
담배를 피우면 혈관이 수축되어 혈압이 떨어지므로

7. 관리 후에 고객에게 식이 요법을 권하는 이유는?

관리 후에 음식물을 섭취하게 되면 혈액의 흐름이 내장 기관으로 향해서 음식물 소화에 이용되기 때문에
회복 과정에 쓰일 에너지가 부족하므로

8. 운전을 하고 집으로 돌아갈 경우, 잠시 기다려야 하는 이유는?

관리받은 후 졸릴 수 있으므로

역반응(Contra Reaction)

아로마테라피 마사지를 받은 후 사람들은 대개 편안함을 느끼고 좋은 효과를 얻는다. 그러나 아주 가끔씩 회복 고비라 일컫는 역반응을 경험하는 고객도 있다.

역반응이란 아로마테라피 마사지를 실시하는 도중이나 이후에 나타날 수 있는 반응이다.

관리 중

- 고객이 근육의 통증을 느낄 수 있다: 이런 현상은 독소가 배출되기 때문에 생긴다.
- 피로감도 역시 독소 배출 때문에 생긴다.
  (즉, 피로감 때문에) 우리 몸은 휴식을 필요로 한다. 왜냐하면 치료 에너지가 효과적으로 작용하기 때문이다.
- 피로감이 사라지고 나면 상쾌함을 느끼고 에너지가 충전되는 것을 느낄 수 있다.
- 감정이 고조된다. 고객 중에는 가끔 감상적이라는 사람도 있는데, 슬픔을 느끼기도 한다. 이것 또한 긴장을 완화하는데 좋은 방법이다.

관리 후(After Treatment)

관리를 받은 후 24~48시간 내에 다음과 같은 반응을 호소하는 고객도 가끔씩 있을 수 있다.

- 두통
- 현기증 또는 메스꺼움
- 수면 방해(장애)
- 코나 입의 점액 증가
- 소변량의 증가
- 변(대변)의 증가
- 홍조

- 염증
- 피로
- 활동 항진(과다)
- 식욕 변화
- 피부 변화

위와 같은 반응들은 몸 안의 독소가 배출되는 과정에서 생기는 것이고, 시간이 지나면 몸이 다시 균형을 찾고 깨끗해진다.

가정 관리용 혼합(Home Use Blends)

아로마테라피 마사지의 좋은 효과를 위해 홈케어용 에센셜 오일을 구매하려는 고객들이 있을 수 있다. 고객들이 선호하는 특정한 블렌딩 오일이 있다면 관리사가 홈케어용으로 비슷하게 블렌딩 해 줄 수 있다.

캐리어 오일 5ml 당 에센셜 오일 한 방울씩 사용하면 된다.

관리사는 고객에게 적절한 사용 방법을 알려 준다.

홈케어용 오일을 사용하다 문제가 발생할 경우를 대비해서, 관리사는 블렌딩 오일의 세부 사항을 기록해 두는 것이 좋다.

블렌딩 한 오일은 유효 기간이 약 3개월이지만, 맥아유(윗 점 오일)가 섞인 오일은 6개월간 사용할 수 있다.

> **TIP**
> 흐린 날에도 구름 사이로 자외선이 통과하고 있다는 것을 잊지 말 것.

문제풀이

1. 관리사는 좋은 인상이어야 하며 전문가적인 태도를 취해야 하는 것이 왜 중요합니까?

고객이 아로마테라피 관리에 만족하여 추후 관리실을 다시 찾게 되므로

2. 고객을 관리할 때 왜 고객에 대한 특별한 배려와 공중위생에 주위를 기울여야 합니까?

전문가적인 이미지를 부각시키기 위해서

3. 고객의 몸짓 언어(예를 들면 신경이 날카로운 상태 등)를 알아차리고 그에 대해 긍정적인 반응을 하는 것이 왜 중요합니까?

고객이 편안한 마음 상태를 유지하는데 관리가 도움이 될 수 있다는 신념을 준다.

4. 아로마 마사지 관리에 대해 불안해 할 고객은 어떻게 안심시킵니까?

고객의 말을 잘 들어 주고 아로마 관리가 안전하다는 것을 상담을 통해 인식시킨다.

5. 아로마테라피 관리할 때 주의해야 할 금기 6가지를 적으시오.

고혈압/저혈압

당뇨

임신

감염성 질환

신경계질환

정맥류

6. 고객과 상담 중에, 고객이 고혈압이 있다고 말하면, 어떤 행동을 취해야 할까요?

고혈압 약 복용 여부를 묻고, 고혈압은 마사지 금기 사항임을 알려 준다.

7. 상담 중에, 고객이 자신의 팔에 멍(타박상)이 있다고 한다면, 관리사는 어떤 변형된 마사지를 할까요?

멍(타박상)이 있는 부위 주변으로 부드럽게 마사지한다.

8. 상담 중에, 고객에게 관리를 받으러 온 기대치를 확인시키는 것이 왜 중요합니까?

아로마테라피 관리 계획에 포함되므로

9. 고객 기록 카드는 분명하고 깨끗하게 기록하고 모든 정보는 정확하고 규칙적으로 최근의 것이어야 하는 점이 왜 중요합니까?

고객에게 의료적인 변화가 있었는지를 확인하기 위해서

10. 아로마테라피 관리 후, 고객에게 어떤 조언을 해 줍니까?

아로마테라피 효과가 더 완벽하게 나타나도록 지시 사항을 잘 듣고 지키도록 함

11. 아로마테라피 관리 후 24~48시간 내에 발생할 수 있는 역반응 5가지를 적으시오.

두통, 현기증, 수면장애, 피로, 대·소변의 증가

12. 홈케어용으로 에센셜 오일을 블렌딩 할 때 에센셜 오일과 캐리어 오일의 비율은?

캐리어 오일 5ml에 에센셜 오일 1방울

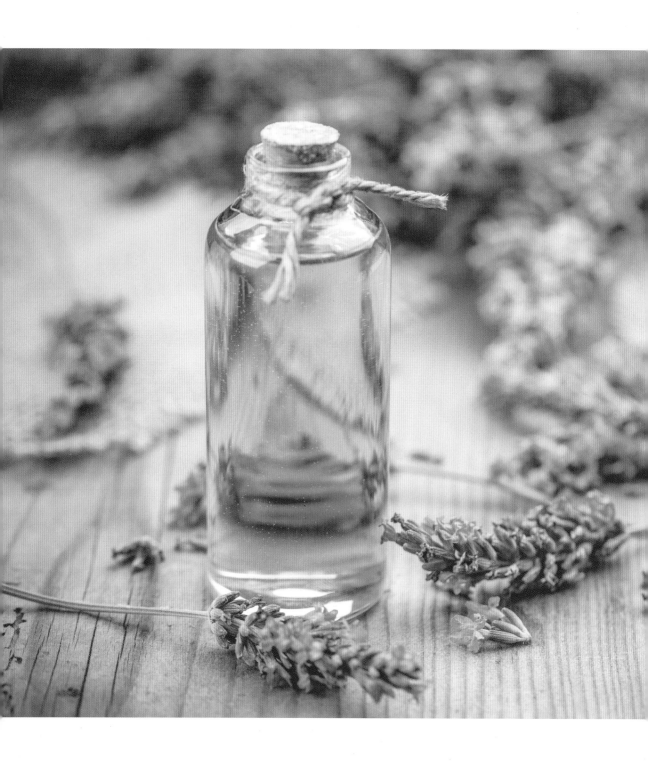

아로마테라피 마사지

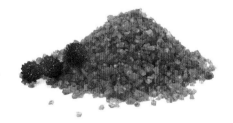

CHAPTER 7

아로마테라피 마사지

마사지 동작과 효과

아로마테라피 마사지를 실행할 때 경찰법(effleurage), 유연법(petrissage), 신경근 마사지와 림프드레니쥐 등 세 가지 형태의 마사지 동작을 사용한다.

경찰법(effleurage)

경찰법(effleurage)은 각 부위 마사지를 실시할 때 시작과 끝 동작이다. 경찰법은 약한 압력 또는 약간 강한 압력을 이용하여 실시한다. 이러한 동작들은 항상 정맥의 순환 방향(혈액이 심장 쪽으로)이고 림프드레니쥐 방향은 림프절 쪽이다. 순환 마사지를 실시하는 동안 손은 신체에 머물러 있어야 한다.

> **TIP**
> 경찰법(effleurage, 에플러지)은 프랑스어로 '어루만지다'란 뜻이다.

경찰법 활용하기

- 마사지할 부위가 잘 미끄러지도록 오일을 펴 바른다.
- 동작을 실시하기 위해 관리사는 손을 내민다.
- 시작은 약간 강한 압력을 주어 마사지할 부위를 따뜻하게 한다.
- 마사지 동작들을 서로 연결해서 마사지가 원활하게 진행되도록 한다.
- 고객의 긴장을 풀어 준다.

경찰법(effleurage) 효과

- 혈액과 림프 순환을 개선한다.
- 각질 제거에 도움이 되어 피부가 훨씬 건강하고 부드러워진다.
- 신경을 진정시켜 긴장 완화가 촉진된다.

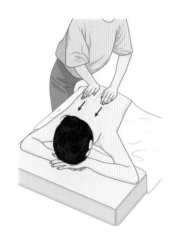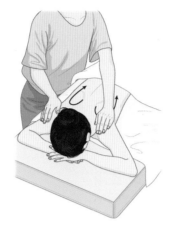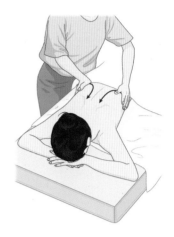

그림 7-1 등 경찰법

유연법(petrissage)

유연법(petrissage) 동작들은 깊은 마사지 테크닉으로 근육과 같은 부드러운 조직들을 압착하고 누른다. 이 동작들은 근육을 뼈에 대고 누르거나 압력을 주어 뼈로부터 들어 올린다. 마사지 동작에는 손 전체, 손가락 또는 엄지가 사용된다.

유연법(*petrissage*) 동작

- 피킹 업(들어올리기, picking up) – 피부 조직을 잡아서 뼈에서 멀리 들어 올리고 놓아 준다. 동작은 한 손 또는 양손을 사용한다.
- 니딩(반죽하기, kneading) – 강한 동작으로 근육을 뼈에 대고 압박하는 방법인데 한 손이나, 양손 바닥 또는 손가락이나 엄지를 사용한다.

유연법 활용하기

- 혈액 순환 부진에 자극을 준다.
- 림프 배농에 효과적이다.
- 피부와 머릿결 상태를 개선한다.
- 근육 긴장을 완화한다.

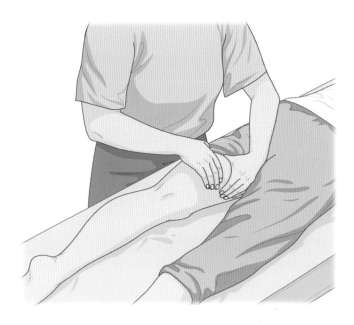

그림 7-2 다리와 대퇴부 뒷면 유연법

유연법(*petrissage*) 효과

- 혈액과 림프 순환이 활발해지면서 근육과 피부에 신선한 산소와 영양소 전달이 촉진되고 노폐물 제거가 잘 이루어진다.
- 피부에 홍반이 생긴다.
- 신체에 축적된 독소 배출이 원활해진다.
- 피지 분비가 원활해지면서 피부와 머릿결이 부드러워진다.

> **TIP**
> 거의 모든 마사지 동작은 유연법(petrissage)이다.

신경근 마사지

신경근 마사지는 서양식 마사지로 미국에서 개발되어 현재까지 사용되고 있다. 이 마사지는 당기거나 뭉쳐 있는 부위를 관리하는데 그 목적이 있다. 신경근 마사지 테크닉은 엄지나 다른 손가락의 지문을 사용하여 신경, 근육, 힘줄과 인대에 압력을 가하는 방법이다. 엄지는 강한 압력을 가하는데 사용된다. 팔은 편 상태로 있어야 하는데, 관리사가 체중을 실어서 힘을 더 가할 수 있다. 압력은 일 분 정도 지속하고 다시 반복한다.

신경근 마사지는 압력을 사용할 뿐만 아니라 특정한 부위에는 손가락이나 엄지를 이용하여 원그리기, 손가락 4개를 이용한 문지르기, 등뼈에서 멀어지는 경찰법과 신경을 따라 진행되는 유연법 등 여러 가지 마사지 동작을 구사한다.

척추신경은 각각 여러 가지 형태로 갈라져 신경망이라 불리는 신경 그룹을 형성한다. 신경망의 예를 들면 팔 모양의 신경망이 있는데, 이것은 어깨와 팔 전체에 퍼져 있다.

TIP
신경근 테크닉은 일반적인 전신 마사지 동작에 포함될 수 있다.

근육통과 같은 신체의 특정 부위에 통증이 있을 경우, 중추신경 중 한 곳에 원인이 있을 수 있다. 때때로 통증의 원인은 척추신경 내부에 관련이 있을 수 있고, 특별한 척추신경은 통증을 경감시키는 작용을 한다.

신경근 마사지를 받는 고객은 불쾌할 수도 있지만 신경 통로를 맑게 해주므로써 통증이 완화된다.

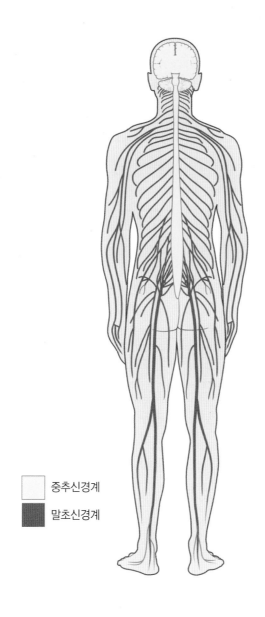

중추신경계

말초신경계

그림 7-3 인체의 신경 통로

신경근 마사지 효과

- 통증 완화
- 혈액 순환 개선
- 엔돌핀(기분을 밝게 하고 통증을 완화시키는 호르몬) 증가
- 신경로의 울혈 완화

림프드레니쥐(Lymphatic drainage)

림프드레니쥐는 림프 배출을 도와주는 표면적인 마사지 테크닉이다. 특정 부위의 림프선에 압력을 가하면 림프선의 깊숙한 곳에 효과를 미친다. 그러나 모든 마사지는 림프선을 따라 해야 림프 배출이 쉽다. 부종(체액 정체)이 있는 고객은 일반적으로 발목 부위가 부어 있는데, 림프드레니쥐 테크닉을 이용한 마사지를 받으면 부어 오른 곳을 가라앉히고 체액 정체를 해소하는데 도움이 된다.

림프드레니쥐 마사지는 천천히 리듬감 있게 실시해야 한다. 이 마사지는 손가락 끝이나 엄지를 이용하여 해당 부위에 다양한 압력을 가하면서 시행한다. 길고 부드러운 문지르기(stroking) 방법은 부드럽게 가장 가까운 림프절로 림프액을 밀어낸다.

림프드레니쥐(*Lymphatic drainage*) 효과

- 림프 순환 개선
- 혈액 순환 개선
- 부종(체액 정체) 제거

TIP
발목 부위의 부종을 없애는데 도움이 되도록 의자에 앉을 때 최대 45도 정도 높인다.

과제. 7-1

각각의 마사지 동작에 대한 3가지 효과를 아래에 기술하시오.

마사지 동작 형태	마사지 동작의 3가지 효과
경찰법	혈액 및 림프 순환 개선
	각질 제거 효과
	신경 진정 효과로 긴장 완화
유연법	혈액 및 림프 순환이 촉진되어 피부가 건강해짐
	신체에 축적된 독소 배출이 원활해짐
	피지 분비가 정상화되면서 피부 및 모발이 건강해짐
신경근 마사지	통증이 완화되면서 기분이 밝아짐
	혈액 순환 개선
	신경로의 울혈 완화
림프드레니쥐	림프 순환 개선
	혈액 순환 개선
	부종 제거

지압

　　지압은 고대 중국으로부터 전해 오는 치료법이다. 지압이란 신체의 특정한 부위를 손가락 중 특히 엄지손가락에 압력을 가해, '기'라고 알려져 있는 에너지의 흐름을 원활하게 하는 방법이다. '기'란 생명의 원천을 이루며 영양을 공급하고, 각종 병을 예방하며 정서적·신체적 안녕을 이루게 한다. 기는 신체의 12개 중심 채널이고 경락을 통한다고 알려져 있다. 만약 기가 막힌다면(예를 들어 부정적인 생각 등으로), 스트레스가 쌓이고 건강을 해치게 된다. 이 경우 관련된 지압점을 찾아 자극을 줌으로써 막혔던 에너지가 흐르고 근육의 뭉침이 풀리며 균형을 되찾게 되고 혈액 순환도 원활해진다.

　　지압은 통증을 완화하고 건강을 증진하는데 도움이 된다.

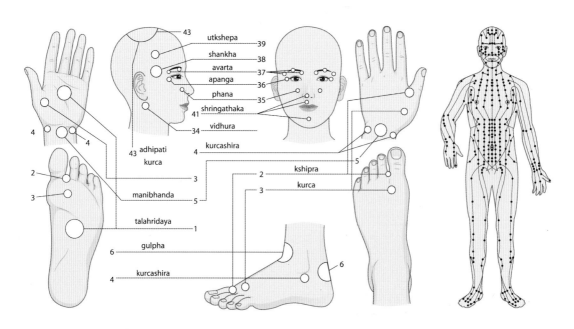

그림 7-4 인체의 경혈점

232

지압점

대장경

1. 엄지와 두 번째 손가락 사이를 5초 동안 3회 누른다.

    두통, 목 통증, 치통, 변비에 도움이 된다.

2. 오른쪽 팔을 굽혀 직각이 되도록 하고 팔꿈치 위쪽 끝부분을 누른다. 5
    초 동안 3회씩 양쪽 팔을 번갈아 실행한다. 이 동작은 팔 통증, 두통,
    열, 설사가 날 때 도움을 준다.

담경

무릎 아래쪽 다리 옆의 돌출된 부분을 5초 간 3회 누른다. 이것은 무릎의
이상, 소화 촉진, 두통이나 긴장 완화에 효과적이다.

신장경

발목뼈 끝 즉 아킬레스건 양쪽을 5초 간 3회 누른다. 양쪽 발을 같은 방법
으로 실시한다. 이 동작은 신장의 문제점, 등 아래 통증, 생리통, 부종을 완화
하는데 도움이 된다.

TIP
지압은 임산부나 중증 환자에게
실시하지 않는다.

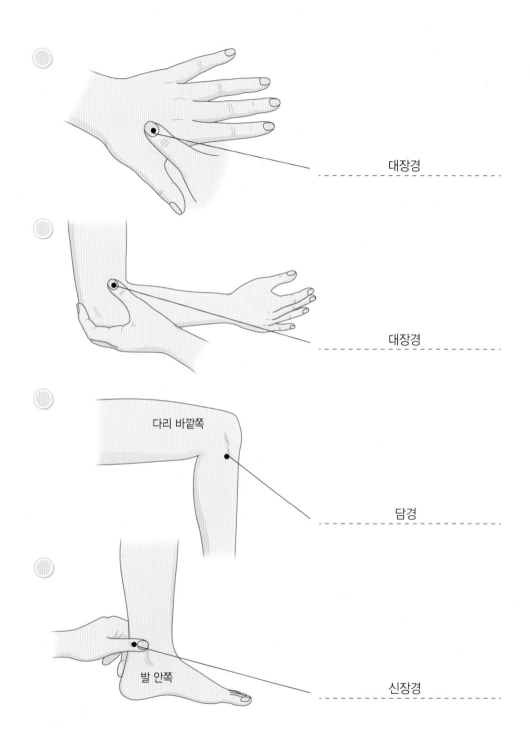

대장경

대장경

다리 바깥쪽

담경

발 안쪽

신장경

그림 7-5 대장경, 담경, 신장경, 지압점

챠크라와 아우라

인도의 전통 신앙에서는 인체가 챠크라로 나누어진다고 믿고 있다. 만약 챠크라에 의한 아로마테라피를 실행할 경우, 다음과 같은 7개의 주요 챠크라로 나눈다.

TIP
챠크라는 고대 인도어로서 '빛의 바퀴'라는 의미이다.

1번 챠크라 : 회음, 2번 챠크라 : 천골, 3번 챠크라 : 태양총, 4번 챠크라 : 심장, 5번 챠크라 : 목, 6번 챠크라 : 미간(제 3의 눈), 7번 챠크라 : 백회(정수리). 부수적인 챠크라는 발과 손바닥이나 관절에 분포되어 있다고 본다.

과제. 7-2

부위별 차크라를 적으시오.

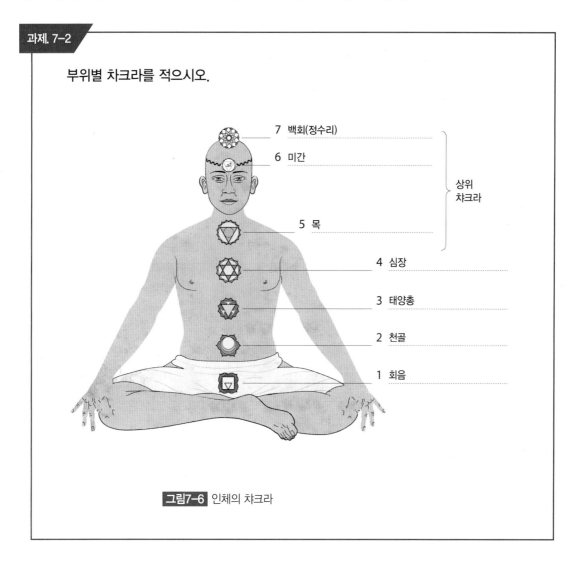

그림7-6 인체의 챠크라

챠크라는 에너지의 중심으로 인체에서 약 3cm(1인치) 정도 위에 위치하며 시계 방향으로 도는 것이 이상적이다. 건강한 사람은 모든 챠크라가 막힘 없이 열려 있어야 하고 챠크라끼리 서로 균형이 맞아야 한다.

챠크라가 조화롭게 작용하지 않으면 균형이 깨진다.

불균형 또는 막힌 것은 챠크라의 좋은 에너지 주파수와의 접촉으로 좋아질 수 있다. 챠크라의 균형을 되찾기 위해서 손을 그 부위에 대면 에너지의 흐름이 원활해진다. 균형이란 챠크라가 제 기능을 하도록 하는 것으로써 너무 열려 있거나 닫혀 있지 않은 상태를 의미한다. 균형 잡힌 상태에 있을 때는 평온하고 어떤 상황에서도 중심을 잃지 않는다. 균형이 깨지면 사람은 움츠리거나 당황스럽거나 감정의 절제가 되지 않는다.

아우라

TIP
동물과 식물도 아우라가 있다!

우주(예를 들면 태양이나 지구)로부터의 에너지는 챠크라를 통해서 인체의 보이지 않는 채널(경혈점)을 통해 몸 안으로 침투한다. 그러므로 경락은 아우라와 챠크라를 연결해 준다. 세포에 의해서 생성되지 않는 에너지는 챠크라를 통해 인체 밖으로 빠져나가 피부 구멍에 아우라를 생기게 한다.

아우라는 인체를 감싸고 있는 에너지 장이다. 이 광선은 우리 인체의 바로 바깥쪽에서 볼 수 있으며 에테르체라고 불린다. 아우라는 미묘한 인체라고 하는 에너지의 단계로 형성된다. 건강한 사람에게는 몸 전체에 달걀 모양의 형태가 나타나며 이것이 몸에서 약 1m 정도 퍼져 있다. 더욱 더 건강한 사람은 아우라가 더 멀리 퍼져 있으며 활발하고 색깔도 다채롭다. 과거 위대했던 사람들의 아우라는 수마일 밖까지 퍼져 있었으며 그 때문에 수많은 지지자들이 있었다고 전해진다. 영양이 고르지 못한 식사, 운동 부족, 스트레스, 과로, 술, 약물, 흡연 등으로 아우라가 약해질 수도 있다.

TIP
아우라는 기쁨, 행복과 같은 긍정적인 사고와 감정으로 확장될 수 있고, 두려움과 증오 같은 부정적인 감정 때문에 수축되기도 한다.

인간의 에너지 장은 식물, 꽃, 나무, 동물과 지구로부터의 에너지도 흡수할 수 있다. 약 10분 간 버드나무 아래 앉아 있으면 두통이 사라지고, 소나무 아래에서는 소나무가 부정적인 감정을 빨아들이므로 아우라가 맑아진다.

건강한 호흡

대부분의 사람들은 일반적으로 매일 얕고 빠른 숨을 쉰다. 건강한 호흡이란 가슴을 확장하고 내부를 이완시키는 것이다. 긴장을 늦추기 위한 깊은 호흡은 느리고 깊다. 즉 횡경막을 사용하여 복부로부터 쉬는 숨을 말한다. 올바른 호흡은 코로 천천히 숨을 들이마시고 입으로 내뱉는 것이다. 공기를 들이마시면 위가 바깥쪽으로 움직이게 된다. 횡경막은 아래쪽으로 내려가서 폐에 공기를 채우게 된다. 횡경막은 이완되며 폐로부터 공기를 내보내는데 그것이 숨을 내쉬는 것이다. 느리고, 깊고, 리듬감 있는 호흡은 인체를 이완시키는데 도움이 된다. 이것은 심장 박동수를 늦추고, 근육을 이완시키며 평온한 감정을 갖게 한다. 이완 호흡법은 우리 몸을 이완하는데 기여한다.

호흡 연습(운동)

1. 등을 똑바로 펴고 서서 발을 약간 벌린다. 코로 천천히 숨을 깊게 들이마시면서, 숨이 배까지 찼다고 생각하는 동시에 두 팔을 머리 뒤쪽까지 올린다.
2. 잠깐 동안 숨을 멈추고, 두 팔을 앞으로 떨어뜨린다(무릎은 약간 굽힌다). 동시에 숨을 내쉬면서 '하' 소리를 낸다.
3. 천천히 숨을 들이쉬면서 몸을 일으켜 똑바로 세운다. 이 동작을 두 번 반복한다.

명상

명상이란 평온한 마음을 수반하며 깊고, 맑은 생각과 집중력 향상에 도움이 된다. 명상을 하면 긴장된 근육이 풀어지고, 혈압이 낮아지며, 고른 호흡을 하게 된다. 고객은 긴장이 완화되고 온화해지며 편안해진다.

명상에는 여러 가지 방법이 있다. 첫째, 촛불이나 벽에 표시를 해 두어 그곳에 집중을 하거나, '이완' 또는 '평온'이라는 단어에 집중하며 호흡한다.

명상을 하는 중에 여러 가지 잡념이 떠오르더라도 그냥 지나가게 내버려 두고 명상을 계속한다. 명상을 하는 동안 말이라는 의미의 만트라(주문)가 마음에 초점을 맞추는데 도움이 된다.

가끔 '옴'이라는 소리를 내기도 하고 매번 내쉬는 숨마다 반복하기도 한다. 매일 10분 정도 명상 연습을 해 본다. 짧게 가끔씩 하는 명상은 별다른 해가 되지 않는다. 오랜 시간 하는 명상은 전문가의 도움이 필요하다.

명상 호흡 운동

TIP
명상 직후에는 운전하지 말 것!

간단한 명상 호흡 운동은 평온한 호흡으로 개선하는데 도움이 된다.

1. 천천히 코로 숨을 들이쉬고 내쉰다.

   길고, 깊고, 부드럽게 숨을 내쉬는 것에 집중한다. 자연스럽게 숨을 들이쉰다. 반복하다 보면 부드럽고, 규칙적인 숨을 쉬게 된다.

2. 편안하게 앉아 눈을 감는다.

   당신의 생각을 여러 가지 그림 풍선으로 마음에 떠오르게 한다. 풍선들이 멀리 날아가는 상상을 한다. 당신은 아주 아늑하고 긴장이 늦춰진 것을 느낄 것이다.

3. 자신의 호흡에 초점을 맞추려고 노력해 본다.

   잡념이 떠오르면 떠오르게 놔두고 풍선이 되어서 날아가게 한다. 다시 자신의 호흡에 집중한다.

4. 본인 스스로 평온하고 이완된 기분이 들 것이다.

   이런 동작을 매일 약 10분씩 연습해 본다.

이완 운동

이완 운동은 스트레스가 많거나 두려움이 있는 고객에게 실행한다.

이완 동작 1

이완 운동은 앉거나 눕는다. 양쪽 손을 주먹 모양으로 꽉 쥔다. 5초 정도 쥐었다 풀어 준다. 팔 근육이 긴장 했다면 5초 정도 쥐었다 풀어 준다. 얼굴 근육이 긴장했다면 5초 정도 꽉 조였다 풀어 준다. 이런 방법으로 몸 전체의 근육을 조였다 풀어 준다. 이 동작을 두 번 반복한다. 이것은 근육의 긴장을 풀어 주는 좋은 테크닉이며 두통이나 통증 등의 고통을 덜어 주는데 도움이 된다. 그리고 전신에 뛰어난 효과가 있다.

> **TIP**
> 가능하면 깊은 숨을 쉬고, 멈추고 내쉬는 연습을 한다.

이완 동작 2

눈을 감고 깊은 숨을 몇 번 쉰다. 목 근육의 긴장을 풀기 위한 동작으로 머리를 양옆으로 천천히 돌린다. 이 동작으로 머리, 얼굴, 목의 긴장이 눈 녹듯이 사라진다. 가슴과 팔의 근육 긴장이 풀린다. 이 운동을 계속하여 상체, 복부, 등 아래쪽과 엉덩이 쪽에도 시행한다. 몸의 대부분이 무거워지고 이완된 것을 느낄 것이다. 다리의 긴장을 없애려면 숨을 계속 천천히 쉰다. 운동할 때 머릿속으로 다리가 무거워지고 이완된다고 상상한다. 다리 긴장감이 강물 따라 흘러간다고 상상한다. 다리에 집중하고 다리가 어떤지 스스로 느껴 본다. 그리고 걸으면서 느꼈던 긴장과 압박이 발 밖으로 빠져 나간다고 상상한다.

> **TIP**
> 우리 인간이 두려워하는 것의 90%는 실제 일어나지 않는다.

지금부터 하얗고 따뜻한 치료의 빛이 여러분 머리를 투과해서 온 몸으로 흐른다고 상상하라. 그리고 모든 긴장감과 걱정스러운 생각들을 버린다. 따뜻한 빛은 인체를 치료하고 편안하게 하며, 우리 몸을 감싸고 흐른다.

> **TIP**
> 우리 몸을 치료하는 빛은 하얗고, 우주 에너지로 보인다.

마음 속으로 떠올리기(명상)

마음 속으로 떠올리기(명상)는 눈을 감고 차분한 마음으로 깊이 생각하는 것으로 스트레스를 완화하는데 도움이 되는 아주 강렬한 방법이며, 관리자와 고객 모두를 이완시켜 준다. 여러분이 편안하고 따뜻하게 느끼면 눈을 감는다.

치료하는 신전

어느 아름답고 따뜻한 날, 시골 길을 걷고 있는 당신을 상상해 보라. 당신은 아주 행복하고 안전하다고 느낀다. 여러분은 근처 들판에서 커다란 풍선 기구를 보게 된다. 여러분이 그 들판에 가까이 갔을 때 나무로 된 문이 있다. 여러분은 문을 열고 풍선을 향해 걷는다. 이 들판에서 여러분은 오직 긍정적이고, 행복한 생각만 해야 한다. 그러므로 여러분은 자신의 문제로부터 벗어나고 부정적인 생각은 풍선 바구니에 담는다. 모두 담았을 때 풍선과 여러분의 문제들은 보이지 않을 때까지 먼 곳으로 날아가 버린다.

여러분은 이제 들판의 다른 쪽을 본다. 담쟁이 넝쿨이 있는 벽을 본다. 여러분은 걷다가 담쟁이를 걷어내고 안으로 걸어 들어간다. 이 장소는 여러분의 개인적인 치유 신전이다.

여러분은 방, 동굴, 해변 등 아름답고, 고요하고, 긴장이 풀린다고 생각되는 것은 무엇이든지 그릴 수 있다.

여러분 스스로 충분히 치유되었다고 생각할 때까지 그 곳에 머물다가 담쟁이 넝쿨을 따라 걸어 나오고 들판을 걸어 돌아온다. 여러분 뒤로 문이 닫히고 시골길을 따라 다시 돌아온다.

이 심상은 아로마테라피 마사지를 받기 전에 하는 마음의 준비로, 원칙을 세우는 여러분 자신에게 많은 도움이 될 것이다.

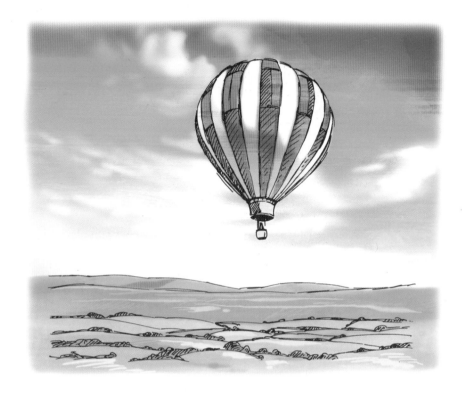

사례 연구(Case Study)

여러분이 사례 연구를 실행한 후, 트리트먼트에 대해 자세히 기록하고 학습한 과정의 한 분야를 제출하는 것이 좋다. 다음 사례 연구에 대한 지침은 트리트먼트에 도움이 될 수 있다.

상담
상담 서식을 이용하여 상담을 한 후, 다음 사항을 포함해서 정리한다.

- 고객의 라이프 스타일과 건강에 대한 정보(예: 정맥류)
- 고객이 가지고 있는 기대에 대한 정보(관리를 받고 스트레스가 완화되고 기분이 좋아질 것인가?)
- 고객을 위한 트리트먼트 계획과 챠트의 앞 뒤 참조

오일 선택과 블렌딩

- 어떤 에센셜 오일과 캐리어 오일이 사용되었는가?
- 이러한 오일을 선택하게 된 이유에 대해 말하라.
- 사용한 에센셜 오일과 캐리어 오일의 양

마사지 트리트먼트

- 마사지 트리트먼트를 다른 방식으로 전환했는지(예를 들면, 나이가 든 고객의 경우 특정한 부위에만 마사지를 할 수 있었던 것)?
- 체액 정체로 고통을 받는 고객에게 특별한 림프드레니쥐 마사지 동작을 활용했는지?
- 신경근 마사지 동작을 활용했는지? 만약 그렇다면 왜 활용했는지?
- 신체 부위 중 특별한 마사지 동작을 취해야 할 부분이 있는지?

트리트먼트 효과

- 트리트먼트가 효과적이었는가? 고객의 느낌은 어떠한가?
- 금기 동작은 있었는가?
- 트리트먼트 기술이 향상되었다고 생각하는가?
  만약 그렇다면 어떤 변화를 시도해 보았는가?
- 사후 관리(aftercare)를 위해 조언을 했는가?
- 호흡 운동이나 이완 운동을 시도했는가?

다음 관리(Next treatment)

- 고객이 다음에 당신을 찾게 된다면 이전 관리가 어떠했는지 물어본다.
- 관리가 도움이 되었는가?
- 고객이 역반응을 경험했는가?
- 고객의 건강에 변화가 생겼는가?
- 관리 계획을 변경해 보았는가?

마지막 관리 때, 관리 전반에 관한 것과 효과에 대해 요약 정리해 본다.

트리트먼트 계획

고객명 :   터너 트리트먼트 날짜 :

트리트먼트 방법 : 아로마테라피

트리트먼트에 대한 고객의 기대치
· 긴장 완화
· 등의 통증 완화
· PMS(생리 전 증후군) 개선
· 건선(마른 버짐) 개선

트리트먼트를 하는 목적은 무엇입니까?
· 등 근육의 긴장을 푼다.
· 고객의 스트레스 완화
· PMS(생리 전 증후군)에 대한 증상 개선
· 마사지 동작으로 림프 배농을 쉽게해서 체내에 쌓인 독소와 체액분비를 돕는다.
· 건선에 대한 트리트먼트

증상 1	증상 2 근육긴장	증상 3 건선	PMS 증상
탑 노트	바질, 유칼립투스, 타임, 레몬	버가못	클라리 세이지, 버가못
미들 노트	블랙 페퍼, 쥬니퍼, 라벤더, 로즈마리, 카모마일, 마조람	카모마일, 제라늄,	제라늄, 라벤더, 카모마일
베이스 노트	진저, 클로브	샌달우드	로즈, 네롤리, 로즈우드

에센셜 오일의 선택과 사용량
· 탑 노트-버가못
· 미들 노트-라벤더, 카모마일

243

생리 전 증후군에 의한 트러블과 건선에 탁월한 효능이 있는 버가못을 사용하기로 결정하였다. 라벤더와 카모마일은 위의 3가지 조건에 적합하다.

캐리어 오일 선택과 사용량–스위트 아몬드 오일(20ml)

다른 요구 사항– 없음

트리트먼트 횟수에 대한 제안–3개월 동안 매 2주 1회 트리트먼트 받을 수 있도록 제안

부가 사항
고객 ○○○은 발목 부위의 체액 정체로 고통받고 있다. 약 10분 정도 다리를 높게 한 후에 림프드레니쥐 주무르기(stroke)를 시행해서 상태를 호전시켰다. 그리고 어깨에 약간의 뭉침을 감지했는데 유연법으로 뭉침이 풀어지도록 했다.
그녀는 등 마사지는 아주 좋아 했지만, 얼굴 마사지는 별로 달가워하지 않았다. 그래서 다음 번에는 시간을 짧게 잡기로 했다. 등 아래쪽은 신경 테크닉으로 근육의 뭉침을 풀어주었다. 신장 근처는 피해가면서 하느라 조심했다. 관리 후 상담을 해 주고 다음 마사지 시간을 미리 예약받았다.

요약 정리
고객 ○○○은 등이 훨씬 좋아졌고, 긴장이 풀렸다는 것을 느꼈다. 그리고 다음 번 마사지 시간을 벌써 기다리게 되었다. 마사지 받는 동안이나 이후에 아무런 문제도 발생하지 않았다. 트리트먼트는 잘 되었다고 생각하지만 시간이 너무 길고, 비용면에서 효율이 높다고 생각하지 않는다.

1. 마사지 종류 3가지를 적으시오.

경찰법 및 유연법을 활용한 마사지

신경근 마사지

림프드레니쥐

2. 지압이란 무엇인가?

고대 중국으로부터 전해오는 치료법으로 신체의 특정한 부위를 손가락, 특히 엄지에 압력을 가해, 기(에너지 흐름)를 원활하게 하는 방법

3. 챠크라와 아우라에 대해 간단하게 설명하시오.

차크라는 인도의 전통 신앙에서 전해져 내려오는 것으로 에너지 중심을 말한다. 인체에서 약 3cm 정도 위에 차크라가 위치하고 시계 방향으로 도는 것이 이상적이며 건강한 사람은 모든 차크라가 막힘 없이 열려 있는 상태이다. 만약 차크라가 조화롭게 작용하지 못하면 균형이 깨진다.

4. 호흡법과 이완 운동의 좋은 점은 무엇인가?

몸과 마음의 긴장을 풀어 주어 두통이나 통증 등의 고통을 덜어 주는데 효과적이다.

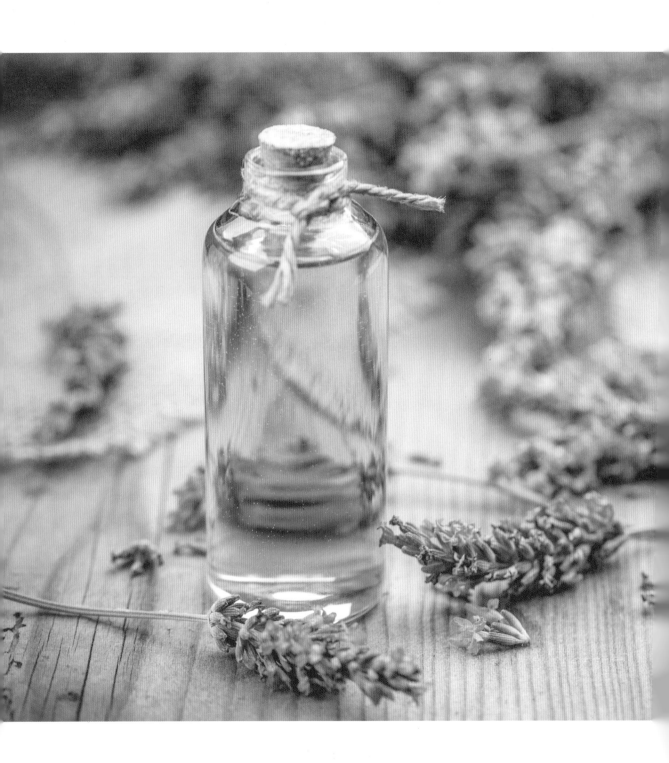

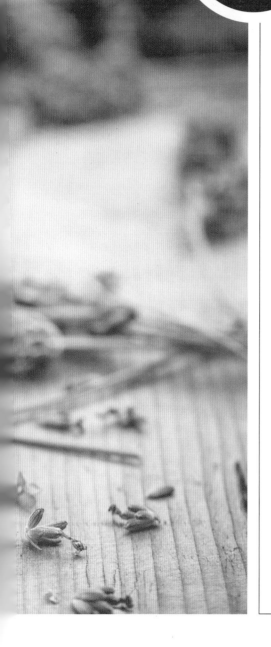

증상별 에센셜 오일 참조

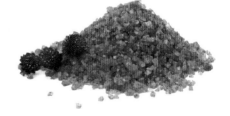

CHAPTER 8 증상별 에센셜 오일 참조

다음의 참조표는 고객 개개인의 필요에 따라 적당한 에센셜 오일을 선택하는데 도움이 될 것이다. 예를 들면 고객이 습진과 같은 피부 상태로 고통을 받을 경우 탑, 미들, 베이스 노트를 선택해서 고객의 상태를 호전시킬 수 있다. 5장에서는 에센셜 오일의 특성과 블렌딩을 통해 상승효과를 얻을 수 있다는 것에 대해 언급했다.

다음의 지시어는 에센셜 오일의 사용 방법을 약자로 표기한다.

예를 들면 C는 습포(Compress)의 약자로 이런 상황에서는 습포를 권한다는 것을 의미한다.

M – 마사지(massage)
I – 흡입(inhalation)
C – 습포(compress)
N – 원액(neat)
B – 목욕(bath)

표 8-1	에센셜 오일과 인체 계통별 적용		
계통	탑 노트	미들 노트	베이스 노트
순환기계(Circulatory)			
고혈압 (B. M-의사의 조언 필요)	레몬, 클라리 세이지, 스위트 오렌지	라벤다, 멜리사, 마조람	네롤리, 일랑일랑, 발레리안
저혈압 (B.M-의사의 조언 필요)	타임	페퍼민트, 로즈마리	
치질(B.M)	레몬	쥬니퍼, 사이프러스, 제라늄	미르, 프랑킨센스
순환 장애(M.B)	레몬, 타임, 진저, 유칼립투스	블랙 페퍼, 파인, 사이프러스, 페퍼민트, 로즈마리, 로즈	벤조인, 네롤리
정맥류(B)	레몬, 오렌지	사이프러스, 라벤더, 로즈마리, 페퍼민트	네롤리
소화기계(Digestive system)			
복통(B.M.C)	버가못, 클라리 세이지	블랙 페퍼, 멜리사, 펜넬, 페퍼민트, 캐럿시드, 라벤더, 마조람	클로브, 진저
변비, 소화불량(M.B.C)	만다린, 오렌지	블랙 페퍼, 로즈마리, 펜넬, 마조람	
설사(M.B.C)	유칼립투스	카모마일(모든 종류), 라벤더, 페퍼민트, 사이프러스	클로브, 미르, 샌달우드, 진저
위장 가스(M.B.C)	버가못, 바질, 만다린, 오렌지, 페티트그레인	펜넬, 라벤더, 로즈마리, 페퍼민트	진저, 미르
소화불량(M.B)	타임, 바질, 버가못, 레몬그라스, 페티트그레인, 만다린	펜넬, 블랙 페퍼, 카모마일(모든 종류)	클로브
과민 대장증상(M.C.B)	만다린, 페티트그레인	블랙 페퍼, 마조람, 펜넬, 로즈마리, 페퍼민트, 카모마일(로만)	진저, 네롤리
식욕 감퇴(I.M.B) 오심/구토(I.M.B)	버가못 바질, 진저	블랙 페퍼, 펜넬, 쥬니퍼 펜넬, 멜리사, 페퍼민트, 블랙 페퍼, 카모마일(저먼과 로만)	진저 샌달우드, 클로브, 진저
머리(Head)			
종기(C.M.B)	티트리, 타임, 레몬, 유칼립투스	라벤더, 카모마일, 쥬니퍼	샌달우드
탈모증(M.C.B)	타임, 클라리 세이지, 레몬	로즈마리, 캐럿시드	일랑일랑

〈계속〉

표 8-1	에센셜 오일과 인체 계통별 적용		
계통	**탑 노트**	**미들 노트**	**베이스 노트**
결막염(M.B) (눈을 만지지 말것)	레몬	라벤더, 카모마일(모든 종류), 로즈(2종류)	
비듬(M.B)	티트리, 레몬그라스	로즈마리	패츌리
귀통증(M.B.C)	바질	라벤더, 카모마일(저먼과 로만)	
지성 모발(M.B)	클라리 세이지, 레몬, 페티트그레인, 그레이프후르츠	쥬니퍼, 사이프러스	프랑킨센스, 일랑일랑, 시더우드, 패츌리
두통(M.B.C.I)	클라리 세이지, 유칼립투스, 타임, 그레이프후르츠, 레몬그라스, 바질, 카제풋	페퍼민트, 라벤더, 로즈마리, 블랙 페퍼, 카모마일, 로즈우드, 로즈(2종류)	발레리안
머릿이(B.M)	티트리, 유칼립투스, 타임	로즈마리, 제라늄, 라벤더, 파인	
편두통(M.B.C)	바질, 클라리 세이지, 레몬그라스, 유칼립투스	멜리사, 로즈마리, 페퍼민트, 카모마일(저먼과 로만), 라벤더, 마조람	발레리안
코피(I.M.B.C)	레몬	라벤더, 사이프러스, 로즈(2종류)	
인후통(C.M.B)	티트리, 타임, 카제풋, 레몬, 진저, 유칼립투스, 버가못	제라늄, 라벤더, 파인	미르, 샌달우드
치통(C.M.B)	카제풋	블랙 페퍼, 카모마일(모든 종류), 펜넬, 라벤더, 페퍼민트, 마조람	클로브
근육과 관절(Muscular and joints)			
통증/근육 긴장(C.M.B)	바질, 유칼립투스, 타임	블랙 페퍼, 쥬니퍼, 라벤더, 로즈마리, 파인, 카모마일(저먼과 로만)	베티버
관절염/류마티즘(C.M.B)	유칼립투스, 레몬, 타임, 진저	카모마일(저먼과 로만) 라벤더, 로즈마리, 마조람, 펜넬	벤조인, 클로브, 베티버
경련(C.M.B)	바질, 클라리 세이지, 타임	사이프러스, 라벤더, 카모마일(모든 종 류), 마조람, 로즈마리, 파인	재스민, 베티버
섬유염(C.M.B)	클라리 세이지, 진저	로즈마리, 라벤더, 페퍼민트, 마조람, 블랙 페퍼	클로브, 프랑킨센스

〈계속〉

표 8-1	에센셜 오일과 인체 계통별 적용		
계통	**탑 노트**	**미들 노트**	**베이스 노트**
삐임, 접질림(C.B)	유칼립투스, 진저, 타임	라벤더, 로즈마리, 파인, 카모마일(저먼과 로만), 블랙 페퍼	클로브, 베티버
신경계(Nervous)			
공포, 두려움(M.B.I)	타임, 바질, 버가못, 클라리 세이지, 만다린, 스위트 오렌지, 티트리, 페티트그레인	카모마일(모든 종류), 사이프러스, 파인, 제라늄, 쥬니퍼, 라벤더, 마조람, 멜리사, 로즈우드, 로즈	시더우스, 프랑킨센스, 네롤리, 발레리안, 베티버, 재스민, 패츌리, 샌달우드, 벤조인, 일랑일랑
우울증(M.B.I)	버가못, 클라리 세이지, 레몬그라스, 바질, 페티트그레인, 그레이프후르츠	라벤더, 카모마일(마록과 저먼), 마조람, 로즈우드, 제라늄, 로즈	샌달우드, 일랑일랑, 페츌리, 재스민, 네롤리, 프랑킨센스, 발레리안
불면증(M.B.I)	버가못, 바질, 클라리 세이지, 만다린, 스위트 오렌지, 페티트그레인	쥬니퍼, 제라늄, 라벤더, 마조람, 멜리사, 사이프러스, 카모마일(모든 종류), 로즈	네롤리, 샌달우드, 프랑킨센스, 재스민, 일랑일랑, 발레리안, 베티버
정신적 피로(M.B.I)	바질, 타임, 클라리 세이지, 페티트그레인, 레몬그라스, 유칼립투스, 진저, 그레이프후르츠	파인, 라벤더	패츌리, 일랑일랑
긴장감 스트레스(M.B.I)	클라리 세이지, 바질, 버가못, 만다린, 오렌지, 페티트그레인	라벤더, 레몬그라스, 멜리사, 페퍼민트, 카모마일(모든 종류), 사이프러스, 쥬니퍼, 제라늄, 파인, 로즈우드	벤조인, 일랑일랑, 프랑킨센스, 베티버, 재스민, 발레리안, 패츌리
건망증(I.M.B)	바질, 타임	로즈마리, 페퍼민트, 로즈우드	
쇼크(I.B)	오렌지, 클라리 세이지, 만다린	멜리사, 제라늄, 라벤더, 로즈	발레리안
생식기계(Reproductive system)			
불감증(M.I.B)	클라리 세이지	로즈우드, 로즈	재스민, 진저, 샌달우드, 일랑일랑, 네롤리
월경 불순(C.M.B)	바질, 클라리 세이지	라벤더, 펜넬, 멜리사, 카모마일(로만과 마록), 페퍼민트, 로즈마리, 쥬니퍼, 마조람, 캐럿시드, 로즈	프랑킨센스, 미르, 베티버

〈계속〉

표 8-1	에센셜 오일과 인체 계통별 적용		
계통	탑 노트	미들 노트	베이스 노트
산고(분만통)(C.M.B)	클라리 세이지	라벤더, 로즈	재스민, 네롤리
무월경(C.M.B)	클라리 세이지, 바질	카모마일(로만과 마록), 펜넬, 멜리사, 캐롯시드, 마조람, 쥬니퍼	미르, 베티버
폐경기 장애(M.B)	클라리 세이지, 버가못	사이프러스, 펜넬, 제라늄, 카모마일(저먼과 로만), 로즈	재스민, 일랑일랑, 네롤리
생리통(C.M.B)	카제풋, 바질, 클라리 세이지	마조람, 멜리사, 사이프러스, 카모마일(모든 종류), 쥬니퍼, 로즈마리, 라벤더, 캐롯시드, 제라늄, 로즈	재스민, 프랑킨센스
생리 전 증상(M.B.I)	클라리 세이지, 버가못	제라늄, 라벤더, 카모마일(저먼과 마록), 멜리사, 마조람, 로즈마리, 로즈우드, 펜넬, 쥬니퍼, 로즈	네롤리, 일랑일랑
호흡기계(Respiratory system)			
천식(예방에 도움)(M.B)	만다린, 타임, 바질, 카제풋, 클라리 세이지	마조람, 멜리사, 사이프러스, 라벤더, 페퍼민트, 펜넬	클로브, 벤조인
기관지염(M.B)	버가못, 바질, 카제풋, 유칼립투스, 티트리, 타임	로즈마리, 파인, 페퍼민트, 라벤더, 사이프러스, 멜리사	샌달우드, 클로브, 벤조인, 프랑킨센스, 미르
콧물 감기(M.B)	유칼립투스, 타임	블랙 페퍼, 마조람, 라벤더, 페퍼민트	프랑킨센스, 샌달우드, 재스민, 미르
감기(예방과 치료)(M.B.I)	유칼립투스, 레몬, 타임, 티트리	라벤더, 파인, 페퍼민트, 사이프러스	샌달우드, 벤조인, 미르, 프랑킨센스
기침(M.B.I)	유칼립투스, 타임, 레몬, 티트리	블랙 페퍼, 라벤더, 사이프러스	벤조인, 재스민, 미르, 프랑킨센스
피부(Skin)			
여드름(M.B)	레몬그라스, 클라리 세이지, 버가못, 티트리, 페티트그레인, 그레이프후르츠	카모마일(모든 종류), 라벤더, 쥬니퍼	패츌리, 클로브, 일랑일랑
무좀(C.B)	레몬그라스, 티트리	라벤더, 제라늄	패츌리, 시더우드, 미르

〈계속〉

표 8-1	에센셜 오일과 인체 계통별 적용		
계통	탑 노트	미들 노트	베이스 노트
부스럼(C.B)	타임, 레몬, 클라리 세이지, 유칼립투스, 티트리	카모마일(모든 종류), 라벤더	미르, 시더우드
화상(C.B)	유칼립투스, 티트리	카모마일(저먼과 로만), 제라늄, 라벤더	클로브, 패츌리
셀룰라이트(M.B)	그레이프후르츠, 레몬, 타임	쥬니퍼, 펜넬, 사이프러스, 로즈마리	패츌리, 시더우드, 벤조인
동상(B.N-티트리)	티트리, 레몬, 타임, 유칼립투스, 버가못	멜리사, 파인, 로즈	클로브
베인 상처, 가벼운 상처 (C.B.N-라벤더)	티트리, 유칼립투스, 레몬	라벤더, 제라늄, 카모마일(모든 종류)	벤조인, 클로브, 베티버
팽창된 모세혈관(M.B.C)	레몬, 타임, 그레이프후르츠	사이프러스, 로즈우드, 로즈	프랑킨센스
피부염(C.M.B)	타임	카모마일(저먼과 로만), 라벤더, 제라늄, 주니퍼, 페퍼민트, 캐롯시드	패츌리, 미르
건성, 민감성 피부(M.B)		라벤더, 카모마일(모든 종류), 제라늄, 로즈우드, 로즈	네롤리, 재스민, 일랑일랑, 샌달우드, 프랑킨센스
피부염(C.M.B)	타임	카모마일(저먼과 로만) 라벤더, 제라늄, 주니퍼, 페퍼민트, 캐롯시드	패츌리, 미르
건성, 민감성 피부(M.B)		라벤더, 카모마일(모든 종류), 제라늄, 로즈우드, 로즈	네롤리, 재스민, 일랑일랑, 샌달우드, 프랑킨센스
습진(M.B)	버가못, 타임, 티트리	카모마일(모든 종류), 제라늄, 라벤더, 쥬니퍼, 캐럿시드, 멜리사	패츌리, 미르, 샌달우드
벌레에 물리거나 쏘임 (B.C.N-라벤더)	바질, 버가못, 티트리, 카제풋, 유칼립투스	멜리사, 라벤더, 카모마일(모든 종류), 쥬니퍼	일랑일랑, 벤조인, 미르
화농 피부(M.B)	클라리 세이지	라벤더, 멜리사, 로즈마리, 제라늄, 로즈	네롤리, 재스민, 미르, 프랑킨센스, 벤조인
건선(M.B.I)	버가못, 클라리 세이지, 타임, 티트리	라벤더, 캐롯시드, 카모마일(모든 종류), 제라늄, 쥬니퍼	샌달우드, 프랑킨센스, 미르
백선(B.C)	레몬그라스, 티트리	제라늄, 라벤더	미르, 패츌리, 시더우드

〈계속〉

표 8-1	에센셜 오일과 인체 계통별 적용		
계통	탑 노트	미들 노트	베이스 노트
흉터(M.B.C)	만다린	캐롯시드	프랑킨센스, 샌달우드, 패츌리, 베티버
잡티(M.B)	티트리, 레몬, 만다린, 바질, 버가못, 카제풋, 유칼립투스	카모마일(모든 종류), 라벤더	샌달우드, 패츌리, 일랑일랑
임산부 임신선(M.B)	만다린	라벤더, 로즈우드	프랑킨센스, 패츌리, 네롤리, 샌달우드
아구창(B.M)	티트리, 레몬그라스	제라늄	미르
물사마귀 (B.N-레몬이나 티트리)	버가못, 유칼립투스, 레몬, 티트리	멜리사	클로브
상처 (B.C.N-라벤더, 티트리)	티트리, 유칼립투스, 버가못, 타임	카모마일(모든 종류), 라벤다, 제라늄, 로즈마리, 쥬니퍼	프랑킨센스, 미르, 벤조인, 패츌리
주름(M.B)	만다린, 오렌지	로즈마리, 펜넬, 캐롯시드, 제라늄, 로즈	
비뇨기계(Urinary)			
방광염(B.M)	버가못, 유칼립투스, 카제풋, 티트리	카모마일(저먼과 로만), 펜넬, 라벤더, 파인, 쥬니퍼	샌달우드, 프랑킨센스, 벤조인
오줌 소태(M.B)	유칼립투스, 그레이프후르츠, 레몬, 만다린	펜넬, 쥬니퍼, 로즈마리, 사이프러스, 제라늄, 캐럿시드	패츌리, 시더우드
방충제(M.B)	레몬그라스, 버가못, 유칼립투스	멜리사, 로즈마리, 사이프러스	클로브, 패츌리, 시더우드
비만(M.B)	레몬, 만다린, 그레이프후르츠	펜넬, 쥬니퍼	시더우드, 패츌리
숙취(M.B)	그레이프후르츠	라벤더, 로즈마리, 펜넬, 쥬니퍼	샌달우드

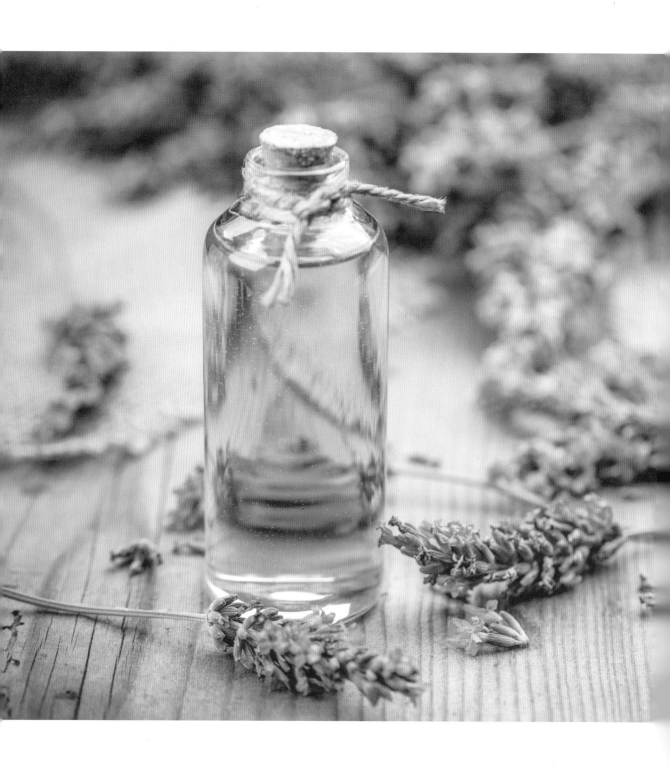

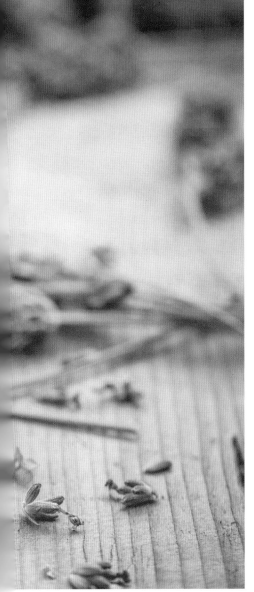

시험 준비

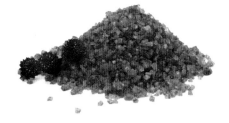

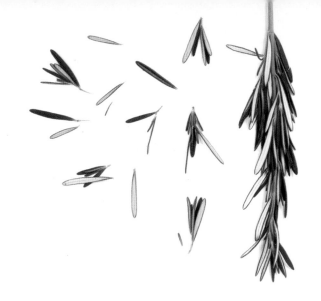

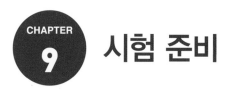

CHAPTER 9

시험 준비

다음의 질의응답 문제는 아로마테라피 시험을 준비하는데 도움이 될 것이다. ①, ②, ③ 또는 ④ 중 정답에 동그라미를 하시오.

1. 개인의 건강을 개선하기 위해 마음과 신체 정신을 고려할 때 어떤 종류의 트리트먼트를 합니까?

   ① 정신적인 것   ② 개인적인 것

   ③ 전인적인 것   ④ 특별한 것

2. 실험실에서 연구를 하는 도중에 손에 화상을 입었을 때 즉시 라벤더 오일에 손을 담갔다가 나은 경험이 있는 사람은 누구입니까?

   ① Gattefosse (가프포세)

   ② Madame Maury (마담 모리)

   ③ Dr Jean Valnet (쟝 발넷 박사)

   ④ Hippocrates (히포크라테스)

3. 다음 중 에센셜 오일에 대한 피부 반응으로 가능하지 않은 것은?

   ① 광독성(phototoxicity)   ② 민감성(sensitisation)

   ③ 자극성(irritation)   ④ 캐로틴 독성(carotoxicity)

4. 스트레스와 관련해서 환자의 몇 %가 의사를 찾습니까?

① 20%   ② 60%

③ 40%   ④ 90%

5. 에센셜 오일을 저장할 때는?

① 갈색병에 담아 시원하고 어두운 곳에 보관한다.

② 투명한 병에 담아 냉장 보관한다.

③ 갈색병에 담아 직사광선이 쪼이는 곳에 보관한다.

④ 투명한 병에 담아 햇빛 가까이에 보관한다.

6. 감귤계 오일(citrus oils)을 제외하고, 일반적으로 보관 기간은 얼마인가?

① 1년   ② 2년   ③ 3년   ④ 4년

7. 다음 중 에센셜 오일로 쓰이지 <u>않은</u> 것은?

① 패츌리   ② 일랑일랑

③ 탠지(쑥국화)   ④ 로즈우드

8. 다음 중 에센셜 오일이 용해되지 <u>않은</u> 것은?

① 전지 우유   ② 물

③ 알코올   ④ 식용유

9. 다음 중 원액을 사용할 수 있는 에센셜 오일은?

① 페퍼민트   ② 버가못

③ 시더우드   ④ 라벤더

10. 에센셜 오일과 캐리어 오일을 섞을 때 에센셜 오일의 희석 비율은 얼마가 적당한가?

① 2%   ② 4%   ③ 3%   ④ 5%

11. 탑 노트로 쓰여지는 에센셜 오일은 어느 부분에서 추출하는가?

　① 꽃　　　　　　　　　　　② 송진

　③ 잎　　　　　　　　　　　④ 과일

12. 에센셜 오일을 섞을 때 오일의 특징이 개선되는 것을 일컬어 무엇이라 하는가?

　① 시너지 블렌드

　② 아미커블 블렌드

　③ 컴플리멘터리 블렌드

　④ 인핸싱 블렌드

13. 다음 중 아로마테라피에서 캐리어 오일로 쓰이지 <u>않은</u> 것은?

　① 그레이프시드　　　　　　② 스위트아몬드

　③ 윗 점　　　　　　　　　④ 그래스시드

14. 다음중 플로랄 워터의 일반적인 형태가 <u>아닌</u> 것은?

　① 라벤더 워터　　　　　　② 호호바 워터

　③ 티트리 워터　　　　　　④ 로즈 워터

15. 다음 중 에센셜 오일의 추출 방법이 <u>아닌</u> 것은?

　① 추출법　　　　　　　　② 용매 추출법

　③ 압착법　　　　　　　　④ 증기 증류법

16. 통경제 성분을 지닌 에센셜 오일은?

　① 생리가 나오게 한다.

　② 열을 내리게 한다.

　③ 음식의 소화를 돕는다.

　④ 곰팡이 균을 없앤다.

17. 다음 중 에센셜 오일에 함유된 화학 성분이 <u>아닌</u> 것은?

　① 케톤류　　　　　　　　② 테록사이드류

　③ 알데히드류　　　　　　④ 테르펜류

18. 블랙 페퍼의 라틴명은?

　① Cananga odorata　　　② Piper nigrum

　③ Ocimum basilicum　　④ Lavendula angustofolia

19. 다음 중 식물 과(family)에 해당되지 <u>않는</u> 것은?

　① Labitae　　　　　　　② Rutaceae

　③ Planteceae　　　　　④ Compositae

20. 다음 중 바질의 종류가 <u>아닌</u> 것은?

　① 엑소틱　　　　　　　② 프렌치

　③ 유게놀　　　　　　　④ 이탈리안

21. 얼그레이 티에 포함된 에센셜 오일은?

　① 버가못　　　　　　　② 로즈

　③ 제라늄　　　　　　　④ 페티트그레인

22. 카마줄렌은 어떤 오일을 짙은 푸른색으로 보이게 하는가?

　① 카모마일마록　　　　② 타임

　③ 카모마일저먼　　　　④ 프랑킨센스

23. 다음 중 데이지와 같이 꽃에서 추출된 것은 어떤 에센셜 오일인가?

　① 벤조인　　　　　　　② 카모마일로만

　③ 네롤리　　　　　　　④ 진저

24. 다음 중 마셨을 경우 치명적인 에센셜 오일은?

① 페티트그레인   ② 그레이프후르츠

③ 유칼립투스   ④ 일랑일랑

25. 다음중 올리바눔으로 알려진 에센셜 오일은?

① 카제풋   ② 프랑킨센스

③ 캐럿 시드   ④ 재스민

26. 다음 중 소화기계에 유익한 작용을 해서 케이크나 비스켓에 첨가하기도 하는 에센셜 오일은?

① 진저   ② 클라리 세이지

③ 로즈우드   ④ 미르

27. 다음 중 어떤 식물의 열매로 진(술의 종류)을 만드는가?

① 클로브   ② 쥬니퍼

③ 블랙 페퍼   ④ 마조람

28. 다음 중 어느 식물이 의약품, 치약, 과자(캔디류)의 향신료로도 쓰이는가?

① 베티버   ② 페퍼민트

③ 일랑일랑   ④ 패츌리

29. 로자 센티폴리아는 ( )로도 알려져 있다. 빈칸에 알맞은 것을 고르시오.

① 로즈 레티스   ② 로즈 캐럿

③ 로즈 캐비지   ④ 로즈 스프라우트

30. Rosmarinus officinalis는 어느 식물의 라틴명인가?

① 로즈 다마스크   ② 로즈마리

③ 로즈우드   ④ 타임

31. 다음 중 인도에서 보호되는 나무이고, 다 자라면 자르는 나무는?

① 시더우드   ② 로즈우드

③ 레몬   ④ 샌달우드

32. Boisde Rose는 (   )로 알려져 있다. 빈칸에 알맞은 것을 고르시오.

① 로즈마리   ② 멜리사

③ 로즈우드   ④ 재스민

33. 다음 중 어느 것이 항바이러스, 항박테리아 항균 성질이 있는가?

① 제라늄   ② 블랙 페퍼

③ 티트리   ④ 캐럿시드

34. 다음 중 최음제로 널리 알려진 에센셜 오일은 어느 것인가?

① 패츌리   ② 일랑일랑

③ 그레이프후르츠   ④ 시더우드

35. 아로마테라피 트리트먼트를 받을 수 없는 의학적인 원인으로 규정된 용어를 무엇이라고 하는가?

① 콘트라 인디케이션

② 콘트라리즌(반대 이유)

③ 콘트라 사인

④ 콘트라 액션(반작용)

36. 다음 중 아로마테라피 트리트먼트 이후에 취해야 할 사항이 <u>아닌</u> 것은?

① 24시간 동안 목욕이나 샤워를 하지 않는다.

② 물이나 허브티를 많이 마신다.

③ 심한 운동을 한다.

④ 카페인 음료를 피한다.

37. 에플러지(effleurage)는 프랑스어로 무엇을 의미하는가?

① 어루만지다   ② 박수치다

③ 문지르다   ④ 압박하다

38. 페트리서지(petrissage)는 프랑스어로 무엇을 의미하는가?

① 컵 모양으로 두드리기(cupping)

② 주무르기(kneading)

③ 쥐어짜기(wringing)

④ 탁탁 두드리기(patting)

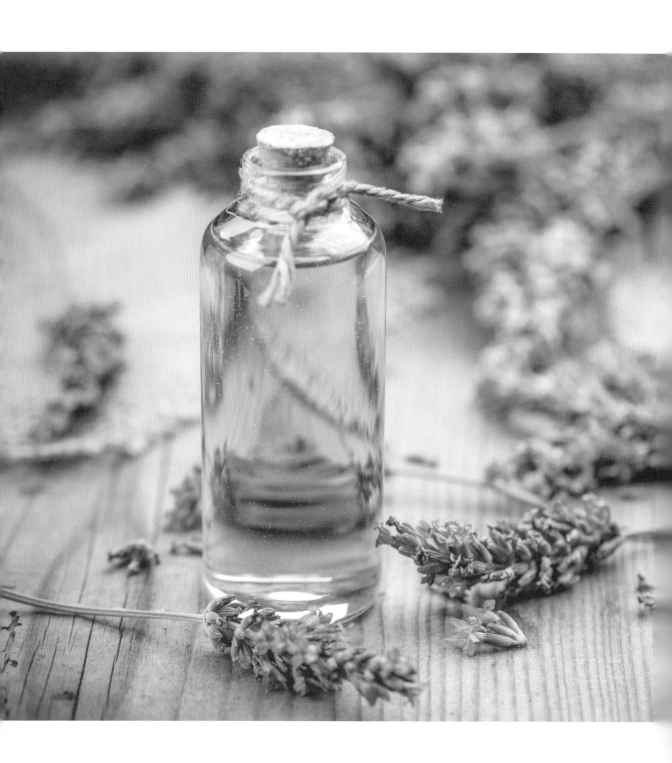

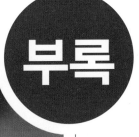

부록

케이스 스터디
(Case Study) (예)

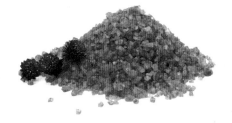

케이스 스터디(Case Study) (예)

성 명: 홍길동(여성)	전 화: 010-0000-0000

주 소: 기입

직 업: 교사	연 령: 40세

개인 병력 및 고객 정보 :
- 없음

현재 복용 중인 약 :
- 두통약

약물 부작용 :
- 없음

※해당 항목에 체크하시오.

고혈압/저혈압/정상	예/ 아니오	당뇨/간질	예/ 아니오
두통/편두통	예/ 아니오	근육통증/관절통증	예/ 아니오
심장질환/정상	예/ 아니오	운동을 합니까?	예/ 아니오
불면증/정상	예/ 아니오	PMS 증상이 있나요?	예/ 아니오
식사는 잘 합니까?	예/ 아니오	부종/셀룰라이트	예/ 아니오

가족 관계 : 5인 가족
- 남편, 아들(중2), 딸(고1), 시어머니(70세)

아로마 관리에 부작용이 있습니까?
- 아로마 관리를 받은 적이 없습니다.

아로마 관리를 통해서 가장 먼저 해결하고 싶은 점은 무엇입니까?
- 두통, 편두통, 근육통

관리 일자 : 2018년 3월 7일	담당 관리사 : ○ ○ ○

※직업, 가족 관계는 고객의 스트레스와 연관성이 있음

증상 1			증상 2			증상 3		
두통			편두통			근육통		
Top	Middle	Base	Top	Middle	Base	Top	Middle	Base
클라리 세이지, 유칼립투스	페퍼민트, 라벤더	발레리안	바질, 클라리 세이지, 유칼립투스	로즈마리, 제라늄, 라벤더		바질, 유칼립투스	라벤더, 로즈마리	베티버

에센셜 오일 선택하기								
증상 1			증상 2			증상 3		
Top	Middle	Base	Top	Middle	Base	Top	Middle	Base
유칼립투스	라벤더		유칼립투스	라벤더		유칼립투스	라벤더	베티버

※ 각 증상별 탑, 미들, 베이스 노트 에센셜 오일을 기입하고 오일 중에서 관리실에서 보유한 제품을 선별한 다음 블렌딩 하기 전에는 고객이 선호하는 향 최소 2~3종류 또는 3~4종류를 블렌딩 함(9장 참고)
－3가지 증상에 모두 사용할 수 있는 에센셜 오일 선택, 베티버는 근육통에만 사용하나 일반적으로 정신적, 신체적 피로회복에 효능이 있으므로 사용할 수 있음

선택한 에센셜 오일	유칼립투스, 라벤더, 베티버
캐리어 오일	세인트존스워트 오일 또는 호호바 오일
블렌딩 제품 및 %	두통, 편두통 － 두피 마사지(호호바 오일에 3% 블렌딩) 근육통 － 전신 마사지(세인트존스워트 오일 5% 블렌딩)
아로마 관리 목적 및 방법	· 직업과 가족 관계를 살펴본 결과 정신적, 신체적, 감성적 스트레스가 많아 보임 · 스트레스로 인해서 신경이 예민해져 두통, 편두통, 근육통이 유발되므로 안티 스트레스 관리를 위해 전신 아로마 마사지를 1주 1회 실시함
가정에서의 관리	·1주일 최소 3회 이상 아로마 반신욕(25분)
관리사 소견	· 부종, 불면증, PMS(생리 전 증후군) 등은 스트레스로 인해 신진대사가 저조해지고, 신경이 예민해져 나타나는 경우가 많음. 따라서 본 고객은 아로마 관리 외에 1주 3회 이상 땀이 날 정도의 운동이 필요함

케이스 스터디(Case Study) **1.**

성 명:		전 화:	
주 소:			
직 업:		연 령:	

개인 병력 및 고객 정보 :

현재 복용 중인 약 :

약물 부작용 :

※해당 항목에 체크하시오.

고혈압/저혈압/정상	예/ 아니오	당뇨/간질	예/ 아니오
두통/편두통	예/ 아니오	근육통증/관절통증	예/ 아니오
심장질환/정상	예/ 아니오	운동을 합니까?	예/ 아니오
불면증/정상	예/ 아니오	PMS 증상이 있나요?	예/ 아니오
식사는 잘 합니까?	예/ 아니오	부종/셀룰라이트	예/ 아니오

가족 관계 :

아로마 관리에 부작용이 있습니까?

아로마 관리를 통해서 가장 먼저 해결하고 싶은 점은 무엇입니까?

관리 일자 :	담당 관리사 :

※직업, 가족 관계는 고객의 스트레스와 연관성이 있음

증상 1			증상 2			증상 3		
에센셜 오일			에센셜 오일			에센셜 오일		
Top	Middle	Base	Top	Middle	Base	Top	Middle	Base

에센셜 오일 선택하기								
증상 1			증상 2			증상 3		
Top	Middle	Base	Top	Middle	Base	Top	Middle	Base

※ 각 증상별 탑, 미들, 베이스 노트 에센셜 오일을 기입하고 오일 중에서 관리실에서 보유한 제품을 선별한 다음 블렌딩 하기 전에는 고객이 선호하는 향 최소 2~3종류 또는 3~4종류를 블렌딩 함(9장 참고)

– 3가지 증상에 모두 사용할 수 있는 에센셜 오일 선택, 베티버는 근육통에만 사용하나 일반적으로 정신적, 신체적 피로회복에 효능이 있으므로 사용할 수 있음

선택한 에센셜 오일	
캐리어 오일	
블렌딩 제품 및 %	
아로마 관리 목적 및 방법	
가정에서의 관리	
관리사 소견	

케이스 스터디(Case Study) **2.**

성 명:		전 화:	
주 소:			
직 업:		연 령:	
개인 병력 및 고객 정보 :			
현재 복용 중인 약 :			
약물 부작용 :			

※해당 항목에 체크하시오.			
고혈압/저혈압/정상	예/ 아니오	당뇨/간질	예/ 아니오
두통/편두통	예/ 아니오	근육통증/관절통증	예/ 아니오
심장질환/정상	예/ 아니오	운동을 합니까?	예/ 아니오
불면증/정상	예/ 아니오	PMS 증상이 있나요?	예/ 아니오
식사는 잘 합니까?	예/ 아니오	부종/셀룰라이트	예/ 아니오
가족 관계 :			
아로마 관리에 부작용이 있습니까?			
아로마 관리를 통해서 가장 먼저 해결하고 싶은 점은 무엇입니까?			
관리 일자 :		담당 관리사 :	

※직업, 가족 관계는 고객의 스트레스와 연관성이 있음

증상 1			증상 2			증상 3		
에센셜 오일			에센셜 오일			에센셜 오일		
Top	Middle	Base	Top	Middle	Base	Top	Middle	Base

에센셜 오일 선택하기								
증상 1			증상 2			증상 3		
Top	Middle	Base	Top	Middle	Base	Top	Middle	Base

※ 각 증상별 탑, 미들, 베이스 노트 에센셜 오일을 기입하고 오일 중에서 관리실에서 보유한 제품을 선별한 다음 블렌딩 하기 전에는 고객이
  선호하는 향 최소 2∼3종류 또는 3∼4종류를 블렌딩 함(9장 참고)
  – 3가지 증상에 모두 사용할 수 있는 에센셜 오일 선택, 베티버는 근육통에만 사용하나 일반적으로 정신적, 신체적 피로회복에 효능이 있
   으므로 사용할 수 있음

선택한 에센셜 오일	
캐리어 오일	
블렌딩 제품 및 %	
아로마 관리 목적 및 방법	
가정에서의 관리	
관리사 소견	

케이스 스터디(Case Study) **3.**

성 명 :		전 화 :	
주 소 :			
직 업 :		연 령 :	

개인 병력 및 고객 정보 :

현재 복용 중인 약 :

약물 부작용 :

※해당 항목에 체크하시오.

고혈압/저혈압/정상	예/ 아니오	당뇨/간질	예/ 아니오
두통/편두통	예/ 아니오	근육통증/관절통증	예/ 아니오
심장질환/정상	예/ 아니오	운동을 합니까?	예/ 아니오
불면증/정상	예/ 아니오	PMS 증상이 있나요?	예/ 아니오
식사는 잘 합니까?	예/ 아니오	부종/셀룰라이트	예/ 아니오

가족 관계 :

아로마 관리에 부작용이 있습니까?

아로마 관리를 통해서 가장 먼저 해결하고 싶은 점은 무엇입니까?

관리 일자 :	담당 관리사 :

※직업, 가족 관계는 고객의 스트레스와 연관성이 있음

증상 1			증상 2			증상 3		
에센셜 오일			에센셜 오일			에센셜 오일		
Top	Middle	Base	Top	Middle	Base	Top	Middle	Base

에센셜 오일 선택하기								
증상 1			증상 2			증상 3		
Top	Middle	Base	Top	Middle	Base	Top	Middle	Base

※ 각 증상별 탑, 미들, 베이스 노트 에센셜 오일을 기입하고 오일 중에서 관리실에서 보유한 제품을 선별한 다음 블렌딩 하기 전에는 고객이 선호하는 향 최소 2~3종류 또는 3~4종류를 블렌딩 함(9장 참고)

– 3가지 증상에 모두 사용할 수 있는 에센셜 오일 선택, 베티버는 근육통에만 사용하나 일반적으로 정신적, 신체적 피로회복에 효능이 있으므로 사용할 수 있음

선택한 에센셜 오일	
캐리어 오일	
블렌딩 제품 및 %	
아로마 관리 목적 및 방법	
가정에서의 관리	
관리사 소견	

케이스 스터디(Case Study) **4.**

성 명 :	전 화 :
주 소 :	
직 업 :	연 령 :

개인 병력 및 고객 정보 :
현재 복용 중인 약 :
약물 부작용 :

※해당 항목에 체크하시오.

고혈압/저혈압/정상	예/ 아니오	당뇨/간질	예/ 아니오
두통/편두통	예/ 아니오	근육통증/관절통증	예/ 아니오
심장질환/정상	예/ 아니오	운동을 합니까?	예/ 아니오
불면증/정상	예/ 아니오	PMS 증상이 있나요?	예/ 아니오
식사는 잘 합니까?	예/ 아니오	부종/셀룰라이트	예/ 아니오

가족 관계 :
아로마 관리에 부작용이 있습니까?
아로마 관리를 통해서 가장 먼저 해결하고 싶은 점은 무엇입니까?

관리 일자 :	담당 관리사 :

※직업, 가족 관계는 고객의 스트레스와 연관성이 있음

증상 1			증상 2			증상 3		
에센셜 오일			에센셜 오일			에센셜 오일		
Top	Middle	Base	Top	Middle	Base	Top	Middle	Base

에센셜 오일 선택하기								
증상 1			증상 2			증상 3		
Top	Middle	Base	Top	Middle	Base	Top	Middle	Base

※ 각 증상별 탑, 미들, 베이스 노트 에센셜 오일을 기입하고 오일 중에서 관리실에서 보유한 제품을 선별한 다음 블렌딩 하기 전에는 고객이 선호하는 향 최소 2~3종류 또는 3~4종류를 블렌딩 함(9장 참고)
 - 3가지 증상에 모두 사용할 수 있는 에센셜 오일 선택, 베티버는 근육통에만 사용하나 일반적으로 정신적, 신체적 피로회복에 효능이 있으므로 사용할 수 있음

선택한 에센셜 오일	
캐리어 오일	
블렌딩 제품 및 %	
아로마 관리 목적 및 방법	
가정에서의 관리	
관리사 소견	

케이스 스터디(Case Study) **5.**

성 명:		전 화:	
주 소:			
직 업:		연 령:	

개인 병력 및 고객 정보 :

현재 복용 중인 약 :

약물 부작용 :

※해당 항목에 체크하시오.

고혈압/저혈압/정상	예/ 아니오	당뇨/간질	예/ 아니오
두통/편두통	예/ 아니오	근육통증/관절통증	예/ 아니오
심장질환/정상	예/ 아니오	운동을 합니까?	예/ 아니오
불면증/정상	예/ 아니오	PMS 증상이 있나요?	예/ 아니오
식사는 잘 합니까?	예/ 아니오	부종/셀룰라이트	예/ 아니오

가족 관계 :

아로마 관리에 부작용이 있습니까?

아로마 관리를 통해서 가장 먼저 해결하고 싶은 점은 무엇입니까?

관리 일자 :	담당 관리사 :

※직업, 가족 관계는 고객의 스트레스와 연관성이 있음

증상 1			증상 2			증상 3		
에센셜 오일			에센셜 오일			에센셜 오일		
Top	Middle	Base	Top	Middle	Base	Top	Middle	Base

에센셜 오일 선택하기								
증상 1			증상 2			증상 3		
Top	Middle	Base	Top	Middle	Base	Top	Middle	Base

※ 각 증상별 탑, 미들, 베이스 노트 에센셜 오일을 기입하고 오일 중에서 관리실에서 보유한 제품을 선별한 다음 블렌딩 하기 전에는 고객이
　 선호하는 향 최소 2~3종류 또는 3~4종류를 블렌딩 함(9장 참고)
　 － 3가지 증상에 모두 사용할 수 있는 에센셜 오일 선택, 베티버는 근육통에만 사용하나 일반적으로 정신적, 신체적 피로회복에 효능이 있
　　 으므로 사용할 수 있음

선택한 에센셜 오일	
캐리어 오일	
블렌딩 제품 및 %	
아로마 관리 목적 및 방법	
가정에서의 관리	
관리사 소견	

케이스 스터디(Case Study) **6.**

성 명 :		전 화 :	
주 소 :			
직 업 :		연 령 :	
개인 병력 및 고객 정보 :			
현재 복용 중인 약 :			
약물 부작용 :			

※해당 항목에 체크하시오.			
고혈압/저혈압/정상	예/ 아니오	당뇨/간질	예/ 아니오
두통/편두통	예/ 아니오	근육통증/관절통증	예/ 아니오
심장질환/정상	예/ 아니오	운동을 합니까?	예/ 아니오
불면증/정상	예/ 아니오	PMS 증상이 있나요?	예/ 아니오
식사는 잘 합니까?	예/ 아니오	부종/셀룰라이트	예/ 아니오
가족 관계 :			
아로마 관리에 부작용이 있습니까?			
아로마 관리를 통해서 가장 먼저 해결하고 싶은 점은 무엇입니까?			
관리 일자 :		담당 관리사 :	

※직업, 가족 관계는 고객의 스트레스와 연관성이 있음

증상 1			증상 2			증상 3		
에센셜 오일			에센셜 오일			에센셜 오일		
Top	Middle	Base	Top	Middle	Base	Top	Middle	Base

에센셜 오일 선택하기								
증상 1			증상 2			증상 3		
Top	Middle	Base	Top	Middle	Base	Top	Middle	Base

※ 각 증상별 탑, 미들, 베이스 노트 에센셜 오일을 기입하고 오일 중에서 관리실에서 보유한 제품을 선별한 다음 블렌딩 하기 전에는 고객이 선호하는 향 최소 2∼3종류 또는 3∼4종류를 블렌딩 함(9장 참고)

－ 3가지 증상에 모두 사용할 수 있는 에센셜 오일 선택, 베티버는 근육통에만 사용하나 일반적으로 정신적, 신체적 피로회복에 효능이 있으므로 사용할 수 있음

선택한 에센셜 오일	
캐리어 오일	
블렌딩 제품 및 %	
아로마 관리 목적 및 방법	
가정에서의 관리	
관리사 소견	

케이스 스터디(Case Study) **7.**

성 명:		전 화:	
주 소:			
직 업:		연 령:	

개인 병력 및 고객 정보 :
현재 복용 중인 약 :
약물 부작용 :

※해당 항목에 체크하시오.

고혈압/저혈압/정상	예/ 아니오	당뇨/간질	예/ 아니오
두통/편두통	예/ 아니오	근육통증/관절통증	예/ 아니오
심장질환/정상	예/ 아니오	운동을 합니까?	예/ 아니오
불면증/정상	예/ 아니오	PMS 증상이 있나요?	예/ 아니오
식사는 잘 합니까?	예/ 아니오	부종/셀룰라이트	예/ 아니오

가족 관계 :
아로마 관리에 부작용이 있습니까?
아로마 관리를 통해서 가장 먼저 해결하고 싶은 점은 무엇입니까?

관리 일자 :	담당 관리사 :

※직업, 가족 관계는 고객의 스트레스와 연관성이 있음

증상 1			증상 2			증상 3		
에센셜 오일			에센셜 오일			에센셜 오일		
Top	Middle	Base	Top	Middle	Base	Top	Middle	Base

에센셜 오일 선택하기								
증상 1			증상 2			증상 3		
Top	Middle	Base	Top	Middle	Base	Top	Middle	Base

※ 각 증상별 탑, 미들, 베이스 노트 에센셜 오일을 기입하고 오일 중에서 관리실에서 보유한 제품을 선별한 다음 블렌딩 하기 전에는 고객이
　선호하는 향 최소 2〜3종류 또는 3〜4종류를 블렌딩 함(9장 참고)
　－3가지 증상에 모두 사용할 수 있는 에센셜 오일 선택, 베티버는 근육통에만 사용하나 일반적으로 정신적, 신체적 피로회복에 효능이 있
　　으므로 사용할 수 있음

290

선택한 에센셜 오일	
캐리어 오일	
블렌딩 제품 및 %	
아로마 관리 목적 및 방법	
가정에서의 관리	
관리사 소견	

케이스 스터디(Case Study) **8.**

성 명 :		전 화 :	
주 소 :			
직 업 :		연 령 :	

개인 병력 및 고객 정보 :

현재 복용 중인 약 :

약물 부작용 :

※해당 항목에 체크하시오.

고혈압/저혈압/정상	예/ 아니오	당뇨/간질	예/ 아니오
두통/편두통	예/ 아니오	근육통증/관절통증	예/ 아니오
심장질환/정상	예/ 아니오	운동을 합니까?	예/ 아니오
불면증/정상	예/ 아니오	PMS 증상이 있나요?	예/ 아니오
식사는 잘 합니까?	예/ 아니오	부종/셀룰라이트	예/ 아니오

가족 관계 :

아로마 관리에 부작용이 있습니까?

아로마 관리를 통해서 가장 먼저 해결하고 싶은 점은 무엇입니까?

관리 일자 :		담당 관리사 :	

※직업, 가족 관계는 고객의 스트레스와 연관성이 있음

증상 1			증상 2			증상 3		
에센셜 오일			에센셜 오일			에센셜 오일		
Top	Middle	Base	Top	Middle	Base	Top	Middle	Base
에센셜 오일 선택하기								
증상 1			증상 2			증상 3		
Top	Middle	Base	Top	Middle	Base	Top	Middle	Base

※ 각 증상별 탑, 미들, 베이스 노트 에센셜 오일을 기입하고 오일 중에서 관리실에서 보유한 제품을 선별한 다음 블렌딩 하기 전에는 고객이
  선호하는 향 최소 2~3종류 또는 3~4종류를 블렌딩 함(9장 참고)
 – 3가지 증상에 모두 사용할 수 있는 에센셜 오일 선택, 베티버는 근육통에만 사용하나 일반적으로 정신적, 신체적 피로회복에 효능이 있
   으므로 사용할 수 있음

선택한 에센셜 오일	
캐리어 오일	
블렌딩 제품 및 %	
아로마 관리 목적 및 방법	
가정에서의 관리	
관리사 소견	

케이스 스터디(Case Study) **9.**

성 명:		전 화:	
주 소:			
직 업:		연 령:	

개인 병력 및 고객 정보 :

현재 복용 중인 약 :

약물 부작용 :

※해당 항목에 체크하시오.

고혈압/저혈압/정상	예/ 아니오	당뇨/간질	예/ 아니오
두통/편두통	예/ 아니오	근육통증/관절통증	예/ 아니오
심장질환/정상	예/ 아니오	운동을 합니까?	예/ 아니오
불면증/정상	예/ 아니오	PMS 증상이 있나요?	예/ 아니오
식사는 잘 합니까?	예/ 아니오	부종/셀룰라이트	예/ 아니오

가족 관계 :

아로마 관리에 부작용이 있습니까?

아로마 관리를 통해서 가장 먼저 해결하고 싶은 점은 무엇입니까?

관리 일자 :	담당 관리사 :

※직업, 가족 관계는 고객의 스트레스와 연관성이 있음

증상 1			증상 2			증상 3		
에센셜 오일			에센셜 오일			에센셜 오일		
Top	Middle	Base	Top	Middle	Base	Top	Middle	Base

에센셜 오일 선택하기								
증상 1			증상 2			증상 3		
Top	Middle	Base	Top	Middle	Base	Top	Middle	Base

※ 각 증상별 탑, 미들, 베이스 노트 에센셜 오일을 기입하고 오일 중에서 관리실에서 보유한 제품을 선별한 다음 블렌딩 하기 전에는 고객이
  선호하는 향 최소 2～3종류 또는 3～4종류를 블렌딩 함(9장 참고)
 ─ 3가지 증상에 모두 사용할 수 있는 에센셜 오일 선택, 베티버는 근육통에만 사용하나 일반적으로 정신적, 신체적 피로회복에 효능이 있
   으므로 사용할 수 있음

선택한 에센셜 오일	
캐리어 오일	
블렌딩 제품 및 %	
아로마 관리 목적 및 방법	
가정에서의 관리	
관리사 소견	

케이스 스터디(Case Study) **10**.

성 명:		전 화:	
주 소:			
직 업:		연 령:	

개인 병력 및 고객 정보 :

현재 복용 중인 약 :

약물 부작용 :

※해당 항목에 체크하시오.

고혈압/저혈압/정상	예/ 아니오	당뇨/간질	예/ 아니오
두통/편두통	예/ 아니오	근육통증/관절통증	예/ 아니오
심장질환/정상	예/ 아니오	운동을 합니까?	예/ 아니오
불면증/정상	예/ 아니오	PMS 증상이 있나요?	예/ 아니오
식사는 잘 합니까?	예/ 아니오	부종/셀룰라이트	예/ 아니오

가족 관계 :

아로마 관리에 부작용이 있습니까?

아로마 관리를 통해서 가장 먼저 해결하고 싶은 점은 무엇입니까?

관리 일자 :		담당 관리사 :	

※직업, 가족 관계는 고객의 스트레스와 연관성이 있음

증상 1			증상 2			증상 3		
에센셜 오일			에센셜 오일			에센셜 오일		
Top	Middle	Base	Top	Middle	Base	Top	Middle	Base
에센셜 오일 선택하기								
증상 1			증상 2			증상 3		
Top	Middle	Base	Top	Middle	Base	Top	Middle	Base

※ 각 증상별 탑, 미들, 베이스 노트 에센셜 오일을 기입하고 오일 중에서 관리실에서 보유한 제품을 선별한 다음 블렌딩 하기 전에는 고객이
　선호하는 향 최소 2~3종류 또는 3~4종류를 블렌딩 함(9장 참고)
－ 3가지 증상에 모두 사용할 수 있는 에센셜 오일 선택, 베티버는 근육통에만 사용하나 일반적으로 정신적, 신체적 피로회복에 효능이 있
　으므로 사용할 수 있음

선택한 에센셜 오일	
캐리어 오일	
블렌딩 제품 및 %	
아로마 관리 목적 및 방법	
가정에서의 관리	
관리사 소견	

케이스 스터디(Case Study) 11.

성 명:		전 화:	
주 소:			
직 업:		연 령:	

개인 병력 및 고객 정보 :

현재 복용 중인 약 :

약물 부작용 :	

※해당 항목에 체크하시오.

고혈압/저혈압/정상	예/ 아니오	당뇨/간질	예/ 아니오
두통/편두통	예/ 아니오	근육통증/관절통증	예/ 아니오
심장질환/정상	예/ 아니오	운동을 합니까?	예/ 아니오
불면증/정상	예/ 아니오	PMS 증상이 있나요?	예/ 아니오
식사는 잘 합니까?	예/ 아니오	부종/셀룰라이트	예/ 아니오

가족 관계 :

아로마 관리에 부작용이 있습니까?

아로마 관리를 통해서 가장 먼저 해결하고 싶은 점은 무엇입니까?

관리 일자 :	담당 관리사 :

※직업, 가족 관계는 고객의 스트레스와 연관성이 있음

증상 1			증상 2			증상 3		
에센셜 오일			에센셜 오일			에센셜 오일		
Top	Middle	Base	Top	Middle	Base	Top	Middle	Base

에센셜 오일 선택하기								
증상 1			증상 2			증상 3		
Top	Middle	Base	Top	Middle	Base	Top	Middle	Base

※ 각 증상별 탑, 미들, 베이스 노트 에센셜 오일을 기입하고 오일 중에서 관리실에서 보유한 제품을 선별한 다음 블렌딩 하기 전에는 고객이 선호하는 향 최소 2~3종류 또는 3~4종류를 블렌딩 함(9장 참고)

　－ 3가지 증상에 모두 사용할 수 있는 에센셜 오일 선택, 베티버는 근육통에만 사용하나 일반적으로 정신적, 신체적 피로회복에 효능이 있으므로 사용할 수 있음

선택한 에센셜 오일	
캐리어 오일	
블렌딩 제품 및 %	
아로마 관리 목적 및 방법	
가정에서의 관리	
관리사 소견	

찾아보기